AF603035

DU

CRAPAUD,

OU

PODOPARENCHYDERMITE CHRONIQUE

DU CHEVAL.

DU

CRAPAUD,

OU

PODOPARENCHYDERMITE CHRONIQUE

DU CHEVAL,

SUIVIE

DU PIÉTIN,

OU

PODOPARENCHYDERMITE DU MOUTON;

Par M. MERCIER,

MÉDECIN-VÉTÉRINAIRE A ÉVREUX,

Membre de la Société libre d'agriculture, sciences, arts et belles-lettres de l'Eure, et Collaborateur du Recueil de médecine-vétérinaire pratique.

ÉVREUX,

CANU, IMPRIMEUR DE LA PRÉFECTURE.

1841.

AVANT-PROPOS.

La médecine vétérinaire, bien qu'ayant progressé rapidement depuis son enfance, encore peu éloignée de nous, n'a été cependant étudiée que d'une manière générale, et peu profondément, sur un grand nombre de sujets, formant un vaste champ d'exploitation pour les observateurs, et donnant matière à grand nombre de monographies qui, liées ensemble, mettront la science vétérinaire au niveau de la médecine humaine. Vouloir embrasser mille matières diverses, est n'étudier rien au fond; mieux vaut, ce me semble, s'attacher à un seul objet, et l'envisager sous toutes ses nuances, car alors on fait mieux ressortir toutes ses couleurs, et la réalité se montre à travers le voile qui la cachait à nos yeux.

La vie entière d'un homme ne peut suffire pour l'étude approfondie d'une science aussi étendue que la médecine; aussi, celui qui comprend son devoir en fait choix d'une fraction, y consacre ses veilles, et se trouve heureux quand ses quelques travaux peuvent contribuer aux progrès de la science.

La vétérinaire, plus que tout autre, a besoin de prosélytes fidèles et dévoués; ses premiers disciples ont su la sortir du néant, la relever aux yeux des gens de savoir et du vulgaire : à nous donc jeunes vétérinaires de continuer l'œuvre si courageusement commencée.

Le but que je me propose dans ce mémoire n'est point de donner le dernier trait de plume à l'étude des maladies qui en font le sujet, mais seulement de faire connaître le fruit de mes quelques recherches sur le crapaud ; surtout d'y rappeler les vétérinaires, afin de pouvoir braver un jour cette affection qui fait encore aujourd'hui l'opprobre de notre médecine.

Dans ce court travail, j'ai jugé nécessaire de faire précéder la description du crapaud d'un exposé succinct de l'organisation du pied du cheval, et des fonctions de chaque portion de l'appareil sécréteur du sabot : la majeure partie des idées que j'expose sur ce sujet ont été puisées aux savantes leçons théoriques et pratiques de M. Renault, aujourd'hui directeur de l'Ecole d'Alfort ; les autres me sont propres.

Dans l'étude du crapaud, après avoir démontré sa nature, j'expose en quelques mots les principales méthodes qui ont été adoptées pour le guérir, sans en analyser aucune ; la pratique seule doit décider en pareille matière : je termine le sujet en développant le mode de traitement que j'ai adopté, et en rapportant les succès qu'il m'a fait obtenir.

La seconde partie du mémoire comprend un exposé très-succinct du piétin, cette maladie si commune du pied du mouton, et qui offre, ainsi qu'on le sait, beaucoup d'analogie avec le crapaud, dans ses causes, son siége, ses lésions et son traitement.

Enfin M. Chevalier, mon collègue et intime ami, attaché à la 14e compagnie du train des équipages en garnison à Evreux, par son habile crayon, a su faire ressortir, dans les dessins joints à cet ouvrage, toutes les idées que j'ai émises sur l'organisation du pied, ainsi que sur les altérations qu'y occasionne la podoparenchydermite, et ce avec une vérité qui ne laisse rien à désirer : aussi je lui en exprime publiquement ma reconnaissance.

PREMIÈRE PARTIE.

DU

CRAPAUD,

OU

PODOPARENCHYDERMITE CHRONIQUE DU CHEVAL.

ORGANISATION DU PIED DU CHEVAL.

Chez cet animal, le pied se compose, ainsi qu'on le sait, de deux ordres de parties : les unes contenantes, et les autres contenues ; les premières constituent le sabot ou boîte cornée, et sont inertes, ainsi que l'on peut facilement s'en convaincre ; les secondes, au contraire, sont douées d'une grande vitalité, et sont le siége réel de toutes les affections du pied. Par suite d'une macération prolongée, le sabot se sépare en quatre compartiments distincts ; ce sont : la paroi, la sole, la fourchette et le périople, unis ensemble par le suc corné, et offrant chacun une composition qu'il est important de bien étudier, surtout pour s'expliquer les altérations qui se remarquent dans le crapaud.

De la paroi ou muraille, et des barres.

La paroi et les barres qui terminent ses extrémités, dont la configuration est bien connue des vétérinaires, ne méritent notre attention, pour le but de cet ouvrage, que sous le rapport de leur composition.

En examinant ces parties, on voit qu'elles se composent de deux sortes de cornes : 1° d'une épaisse, très-consistante, de couleur variée, mais toujours en rapport avec celle de la couronne, formée par des filaments ayant une direction parallèle et oblique de haut en bas et d'arrière en avant, unis intimement entre eux par le suc corné ; c'est ce premier plan qui constitue la muraille proprement dite ; 2° d'un second plan intérieur, blanchâtre, beaucoup moins épais et moins dense que le premier, appelé tissu kéraphylleux, et composé de lames obliques, parallèles, ayant la même direction que les filaments de la muraille. Ces lames, homogènes dans leur composition, sont plus rapprochées l'une de l'autre vers leur extrémité supérieure qu'à la circonférence plantaire, ce qui donne aux gouttières qu'elles offrent entre elles une disposition conique qui a pour but de favoriser le glissement occulte de haut en bas de la paroi.

De la sole.

Cette partie du sabot est une production cornée, homogène, friable, pulvérulente, et que j'ai reconnue être pourvue d'une multitude de pores tubiliformes, et obliques de haut en bas et d'arrière en avant; ces pores sont surtout visibles sur une sole ayant subi la macération, et à l'aide d'une loupe, et les tubes qu'elles forment sont alternes avec les porosités de la face supérieure de la sole, dans lesquelles se logent les villosités du tissu sécréteur; ces tubes poreux sont remplis dans l'état normal par le suc corné.

De la fourchette.

Ce produit pileux, dont la configuration nous est bien connue, m'a paru distinctement composé de filaments fins, sortes de houppes soyeuses, fibreuses, implantées sur la surface veloutée du coussinet plantaire, non dans une ligne perpendiculaire, mais bien dans la direction constante de la verticale au sol. Ces filaments sont tellement unis par le suc corné, que, pour les distinguer facilement, il faut les examiner sur une fourchette ayant subi la macération, et à l'aide d'une loupe; dans le crapaud, ainsi que nous le verrons, ils sont très-visibles, attendu la perversion des sécrétions cornées.

Du périople.

Le périople ou bande coronaire est cette production épidermique, qui, sous forme de bande, se terminant à la fourchette, recouvre tout le bord supérieur de la paroi; est homogène, poreuse, molle, blanchâtre, susceptible de se gonfler par l'eau à la manière d'une éponge, mais insoluble dans ce liquide.

PARTIES CONTENUES DANS LE SABOT.

Celles-ci, ai-je dit, sont toutes organisées et vivantes; elles comprennent : 1° les deux derniers os phalangiens et le petit sésamoïde; 2° deux fibro-cartilages; 3° des ligaments articulaires; 4° l'insertion des tendons fléchisseurs et extenseurs du pied; 5° un coussinet graisseux plantaire; 6° un tissu réticulaire; 7° un appareil ou parenchyme sécréteur; 8° enfin tous ces organes sont pourvus de vaisseaux, de nerfs et de tissu cellulaire en plus ou moins grande abondance, suivant leur mode d'organisation et l'importance de leurs fonctions : je ne vais décrire ici que l'organisation des tissus que le crapaud affecte essentiellement.

Du coussinet plantaire.

Le coussinet plantaire est cet amas de tissu fibro-graisseux qui se trouve situé à la face postérieure et inférieure du pied, entre les fibro-cartilages, l'aponévrose plantaire, et le tissu réticulaire.

Il se compose d'un canevas fibro-cellulaire, dans les intervalles duquel sont logés des pelotons graisseux ; dans l'état sain, quand on l'incise, il fournit beaucoup de sang, ne fait entendre aucun bruit de frottement ni de craquement ; et sur sa coupe il est mou, d'une couleur d'un blanc jaunâtre : nous verrons plus loin les altérations qu'il présente dans le crapaud ancien.

Du tissu réticulaire et de l'appareil sécréteur considérés ensemble.

Ainsi que le démontre la figure de la planche première, ces deux tissus ne sont autres que la peau, qui, à la couronne, abandonne l'épiderme, s'engage sous la boîte cornée, et enveloppe le pied à la manière d'un bas ; ceci est prouvé par l'identité des fonctions et de l'organisation de ces tissus avec la peau.

Du tissu réticulaire.

Ce tissu, ainsi qu'on le sait, est formé par un réseau cellulo-nervoso-vasculaire d'une très-mince épaisseur, constituant un plan dont la face profonde recouvre l'os du pied et le coussinet plantaire, et dont la face superficielle se fond avec le corps sécréteur auquel il donne naissance; ce tissu réticulaire n'est autre que le derme, qui, en s'engageant sous la corne, devient subitement moins dense, moins ép[illegible] et plus vasculaire : l'on conçoit en effet que le derme avait besoin d'épaisseur et de densité, là où la peau et les tissus sous-jacents n'étaient pas protégés contre les corps extérieurs, mais que ces conditions devenaient inutiles dans les endroits où ces organes se trouvaient protégés par un appareil aussi solide que la boîte cornée; on conçoit également qu'en cette région, la quantité de vaisseaux devait être plus considérable qu'ailleurs, et ce, en raison de la multiplicité des fonctions de sécrétion.

Sur la figure que représente notre planche première, M. Chevalier a fait ressortir le tissu réticulaire par cette ligne d'ombre foncée d'un millimètre de diamètre, qui contourne tout le pied et repose sur le coussinet plantaire, ainsi que sur les faces inférieures et antéro-supérieures de l'os du pied.

APPAREIL SÉCRÉTEUR DU SABOT (podoparenchyderme).

Dans mon opinion, cette couche de l'organe cutané, qui se trouve située entre le derme et l'épiderme, a conservé improprement jusqu'ici la dénomination de corps muqueux, mot qui ne rend à l'idée que l'existence d'un corps mou, sans indiquer qu'il soit organisé ou inerte ; sans être novateur, quand même, il me semble que l'on doit au moins donner aux choses des noms qui indiquent ce qu'elles sont, et c'est dans ce but que j'ose me permettre dans ce travail de remplacer le mot de corps muqueux de la peau par celui de *parenchyderme*, de παρέγχυμα, *parenchyme*, et de δέρμα, *derme*, parenchyme du derme.

Qu'est-ce en effet que le corps muqueux ?

Un organe parenchymateux sécréteur, formé par les dernières ramifications des artères, des veines, des vaisseaux lymphatiques et des nerfs de la peau unis entre eux par un tissu cellulaire mou, et pour ainsi dire à l'état embryonaire, et dont la trace d'organisation, bien qu'évidente, est insaisissable là comme dans tous les organes sécréteurs, au point même où le sang est élaboré et fournit le produit de la sécrétion.

Qu'est-ce maintenant que l'appareil sécréteur du sabot ?

Un corps également parenchymateux sécréteur, formé par les dernières ramifications des artères, des veines, des vaisseaux lymphatiques et des nerfs du tissu réticulaire, ou derme du pied, unis intimement par un tissu cellulaire embryonaire : c'est donc un organe de sécrétion; mais sa composition est la même que celle du corps muqueux, plus ses fonctions sont identiques, plus il lui est continu, entre eux point de démarcation évidente ; alors pour moi c'est le parenchyderme, qui, arrivant au pied, prend le nom de *podoparenchyderme*, de ποδός, *pied*.

Bien que ce tissu arrivant au pied ne change pas d'organisation, il devient néanmoins vrai protée, quant à ses formes, dont chacune mérite, pour notre sujet, d'être étudiée séparément ; ce que je ferai après avoir dit quelques mots sur la disposition générale du podoparenchyderme.

Cet appareil sécréteur, ai–je indiqué, forme le plan superficiel du derme plantaire avec lequel il se fond ; sa surface extérieure est libre, lisse partout, s'adaptant par ses prolongements dans les cavités situées à l'intérieur de la boîte cornée, sans contracter avec elle aucune adhérence dans l'état normal : ce tissu partout a une couleur rougeâtre, est très-sanguin, bien qu'on n'y distingue aucune trace de vaisseaux; ce qui tient à leur ténuité et à leur combinaison avec le tissu cellu–

laire, et tous les prolongements, soit lamelleux ou villeux qu'il présente, sont doués de toutes ses propriétés vitales. Le podoparenchyderme jouit surtout d'une sensibilité tactile très-prononcée, et que met en jeu le contact des corps avec la boîte cornée, qui reçoit le choc et le transmet sans aucune perte à ce tissu. Aussi pourrait-on dire, avec raison, *que le sabot est le bâton du cheval aveugle.*

La disposition de l'appareil sécréteur est très-bien représentée sur la figure de la planche première, par l'intervalle très-clair que M. Chevalier a laissé tout autour du pied, entre le tissu réticulaire et l'enveloppe cornée, de même qu'il a représenté les villosités du tissu par les prolongements coniques, peu ombrés, qui s'enfoncent entre les fibres de la corne; la lamelle podophylleuse ressort dans la largeur de la partie de lumière que l'on voit entre le tissu réticulaire et la ligne profonde de la paroi.

DISPOSITIONS DU PODOPARENCHYDERME, SUIVANT LES RÉGIONS DU PIED OU ON L'EXAMINE.

Du bourrelet ou cutidure.

Le bourrelet est, ainsi qu'on le sait, cette portion de la peau dont la surface convexe est logée dans la cavité cutigérale de la paroi et des barres ; la surface du bourrelet est recouverte d'une multitude de villosités très-déliées et très-longues, toutes obliques de haut en bas, se logeant dans les porosités de la cavité cutigérale, et par leur base se fixant au corps muqueux, dont elles ne sont que des prolongements qui ont son organisation et sa vitalité ; elles sont, on peut le dire, les organes sécréteurs pileux qui, au lieu d'être logés dans des cavités du derme, font saillies à sa surface. En cette partie de la peau le derme est épais, et le corps muqueux contient parfois beaucoup de matière colorante qui donne la couleur à la corne de la muraille. Il est d'observation que le tiers profond du plan des filaments cornés est constamment blanc, ce qui tient à l'absence de la couche colorante dans une portion correspondante du bourrelet.

Du tissu podophylleux.

Ce tissu n'est autre que le podoparenchyderme, qui, en quittant le bourrelet, abandonne sa couche de matière colorante et ses villosités, pour prendre la forme de lamelles parallèles et obliques de haut en bas, et recouvrant toute la surface antérieure de l'os du pied, ainsi que l'extrémité postérieure de la base des fibro-cartilages ; ces lamelles sont molles, lisses à leur surface qui s'engrène avec celle des feuillets kéraphylleux, sans contracter aucune adhérence avec elle dans l'état normal. J'ai remarqué que les feuillets du tissu podophylleux étaient constamment plus serrés vers leur extrémité supérieure que vers l'inférieure ; ce qui donne aux intervalles qu'ils laissent entre eux la forme de gouttières coniques, et facilite, ainsi que déjà je l'ai dit, le glissement occulte de la paroi.

Le podoparenchyderme, ainsi qu'on le voit en cette région, est dépourvu de sa couche de matière colorante, prend la forme d'une membrane plissée, disposition qu'il quitte en arrivant à la circonférence plantaire ; son organisation est toujours parenchymateuse, sa couleur est d'un rouge rosé, sa vascularité et sa sensibilité sont très-développées.

Du tissu velouté.

Le tissu velouté est cette portion du podoparenchyderme qui recouvre toute la surface plantaire, fournit la sole et la fourchette de corne, et que l'on a appelée tissu velouté, parce qu'il offre une multitude de petits prolongements coniques ou villosités qui se logent dans les porosités de la face profonde de la corne, avec laquelle elles sont en rapport ; toutes ces villosités sont dirigées obliquement de haut en bas et d'arrière en avant, elles sont très-sensibles, très-vasculaires et de couleur d'un rouge pâle : ainsi qu'on le voit ici, les organes sécréteurs pileux ont reparu. Dans la partie correspondante à la sole, le podoparenchyderme forme une couche très-mince; tandis, au contraire, qu'il est très-épais dans la portion qui répond à la fourchette : dans ces deux surfaces, on le rencontre avec sa couche de matière colorante, qui se trouve située immédiatement sur le tissu réticulaire, et s'étend de la naissance de la fourchette à toute la surface plantaire, jusqu'à sa circonférence.

Telles sont les diverses transformations que subit l'appareil sécréteur du pied.

FONCTIONS DU PODOPARENCHYDERME.

Considéré d'une manière générale, le podoparenchyderme sécrète des produits identiques à une partie de ceux fournis par le parenchyderme, ou corps muqueux de la peau ; c'est toujours la sécrétion pileuse et le produit pileux, et la matière sébacée est remplacée ici par un fluide concret, résultat d'une exudation ou sécrétion de surface.

Le podoparenchyderme est l'organe de deux sécrétions qu'il convient d'étudier séparément.

1° Il sécrète, dans toutes ses parties pourvues de villosités, la production pileuse proprement dite, laquelle comprend tous les filaments cornés de la paroi, des barres, de la sole et de la fourchette, et chaque filament est sécrété par la surface d'un organe qui lui est propre, la villosité, et cela à la manière des poils : ces produits sont insolubles, résistants et inaltérables par une macération d'une certaine durée, chacune de ces fibres présente à sa naissance une cavité conoïde dans laquelle se loge la villosité qui le produit; son allongement se fait par addition de la matière dans l'intérieur du cône de sa base, à en juger par son analogie avec le poil.

2° Le podoparenchyderme, par toute sa surface, fournit un fluide corné concressible, sans consistance, homogène, légèrement soluble dans l'eau, et ayant pour but d'unir intimement les fibres cornées. Son exudation ou sécrétion de surface est très-appréciable dans certains cas pathologiques, et surtout à la surface du tissu podophylleux ; dans quelques circonstances même, ce suc concrété remplace quelques portions de paroi. Maintenant que nous connaissons les fonctions générales du podoparenchyderme, voyons leurs modifications dans chaque portion de ce tissu.

Fonctions du bourrelet.

Le bourrelet sécrète le périople, des fibres, et du suc corné.

Le périople, qui se comporte comme l'épiderme, dont il est la terminaison, se régénère et s'entretient de la même manière, par l'exhalaison d'un fluide concret qui s'effectue sur tout le bord supérieur du bourrelet, dans l'espèce de scissure cutanée qu'on remarque en cet endroit ; l'exudation de ce produit, qui est tout-à-fait insoluble, est plus abondante en hiver qu'en été, plus encore dans les pays humides que dans ceux montagneux, élevés et chauds; cette modification tient probablement à l'obstruction produite dans le corps exhalant par la sécheresse.

Dans quelques affections tels que crapaud et eaux aux jambes, la production du périople est augmentée, blanche et molle.

Les filaments cornés de la paroi et des barres sont fournis par les villosités du bourrelet ou *cutidure*, et c'est à leur croissance continue que la paroi et les barres doivent leur descente constante vers le bord plantaire; l'union intime n'est pas, ainsi qu'on le croit, due au suc produit par le tissu podophylleux, qui a un tout autre but, mais bien uniquement au [illegible] corné, exhalé par la surface même du bourrelet, ainsi que me le démontrent :

1° L'observation de la paroi à la surface cutigérale, où l'on voit les fibres intimement unies avant d'avoir atteint le tissu podophylleux ;

2° L'expérience dans laquelle, après avoir enlevé une portion de paroi dans toute sa hauteur, et empêché la réunion du bourrelet avec la surface podophylleuse, qui permet de voir une nouvelle pousse de paroi, qui est toute aussi consistante que l'ancienne ;

3° Toutes les affections du pied où il y a décollement de muraille dans toute sa hauteur, dans le crapaud ancien surtout, qui montrent une corne qui, malgré sa séparation d'avec le tissu podophylleux, n'en conserve pas moins la cohésion intime de ses fibres : ce qui ne serait pas, si elles la devaient au fluide exhalé par ce tissu.

La couleur blanche, du tiers profond des fibres de la paroi, tient à l'absence de matière colorante dans la portion de bourrelet correspondante.

J'ai dit que la paroi descendait lentement et progressivement du bourrelet vers la base du pied, et les preuves en sont nombreuses, assez connues, pour que je ne fasse que les énumérer ; ce sont : 1° l'observation de la pousse de cette corne ; 2° les empreintes faites sur le sabot ; 3° certaines opérations ; 4° les expériences auxquelles on peut se livrer ; 5° quelques affections du pied.

Fonctions du tissu podophylleux.

Cette portion du podoparenchyderme, dépourvue

de la couche de matière colorante et de villosités, a pour sécrétion unique l'exudation du suc corné qui, en se concrétant, forme le tissu kéraphylleux et s'unit intimement avec le plan profond de la paroi, sans pénétrer au-delà à travers ses fibres ; quoiqu'on ait admis le contraire, qui est inadmissible, attendu l'épaisseur et la consistance de la paroi, et l'impossibilité d'y reconnaître des porosités tant soit peu visibles ; du reste, ce qui prouve qu'il en est ainsi :

1° C'est que l'union des fibres de la paroi s'explique bien sans aucun besoin de ce moyen d'union que peut fournir le tissu podophylleux ;

2° Ce sont toutes les affections dans lesquelles il y a eu séparation de la paroi d'avec la surface podophylleuse, dans un point quelconque ; car on observe alors que le suc corné s'accumule sous elle considérablement, et ce, parce que, par suite de cette cause anormale, il cesse de descendre, et ne reprend sa marche progressive descendante que lorsque sa réunion a lieu avec la paroi.

Le but de la sécrétion podophylleuse est de multiplier les moyens de solidité de la muraille, et de la maintenir à la surface du pied dans sa marche descendante, qui se fait d'une manière lente, occulte, sans souffrances, et que facilite la disposition conique des gouttières podophylleuses.

Par suite de décollement de la paroi, il se fait accumulation de suc corné sous elle (fourbure chronique); par suite d'irritation, le tissu podophylleux peut fournir du sang, de la sérosité, du pus, et de matière du crapaud.

Fonctions du tissu velouté de la sole.

La partie veloutée du podoparenchyderme est celle qui répond à la sole; elle sécrète des filaments et du suc corné.

La matière qui constitue ces filaments n'a pas la cohésion que nous avons remarquée dans la paroi et les barres; elle est très-friable et granuleuse, et se réduit facilement en poussière.

Le suc corné paraît également moins concret, plus soluble, et par la macération, quand il se trouve en partie dissous, les vides qu'il laisse entre les fibres forment des tubes ayant la direction de ces fibres, qui dans ce cas sont tellement friables, qu'elles se réduisent en poudre farineuse quand on les touche avec le doigt.

Ce qui prouve la nature des sécrétions de la sole, 1° c'est l'examen, à l'aide de la loupe, de la sole ayant subi une longue macération ; 2° c'est aussi son mode d'usure, qui a lieu par égrainement ou par squammes qui se détachent à sa surface libre; lesquelles sont toutes constamment imbriquées dans le sens des filaments granuleux de la sole.

Par suite d'irritation, le tissu velouté de la sole peut éprouver des modifications dans ses fonctions, ainsi la sécrétion de la corne peut être augmentée; il peut donner du sang, de la sérosité, du pus, et de la matière du crapaud.

La couleur de la sole est produite par la couche de matière colorante de la portion de tissu avec laquelle elle se trouve en rapport.

Fonctions de la portion de podoparenchyderme de la fourchette.

Ici se font remarquer la sécrétion des filaments cornés et celle du suc qui les unit, et que la macération rend très-visibles ; les deux produits de ces sécrétions, les filaments de la fourchette, sont mous, très-élastiques, difficiles à déchirer, et le suc qui les unit est beaucoup moins concret qu'aux autres régions du sabot.

J'ai remarqué que les filaments, peu après leur naissance de perpendiculaires aux surfaces, prennent la direction de verticale au sol. Cette disposition m'est également prouvée par leur mode d'usure; ainsi sur le corps et les branches de la fourchette, les filaments s'usent sur leur extrémité libre, tandis que, dans ses lacunes et ses côtés, des faisceaux de fibres s'isolent du corps de la production ; d'autres fois ce sont des la· · verticales, tenant fortement par leur base, et libres à leur sommet, qui se détachent de la fourchette.

Cette disposition verticale des fibres est une prévoyance de la nature, car si elles eussent été perpendiculaires aux surfaces, il en serait résulté que, dans les lacunes, elles auraient acquis un volume considérable qui aurait eu pour résultat de comprimer et d'irriter fortement les tissus vivants sous-jacents, et la terrible affection de la fourchette eût été plus fréquente qu'elle n'est aujourd'hui.

Consécutivement à la perversion de ses sécrétions, la fourchette de corne peut augmenter de volume, sa sécrétion étant plus abondante ; elle peut aussi donner de la sérosité, du pus, et enfin elle est le siége primitif et d'élection du crapaud, à l'étude duquel je vais passer.

DU CRAPAUD.

En médecine vétérinaire on connaît, sous le nom de *crapaud*, une affection du pied du cheval, dont le siége primitif est à la fourchette, que caractérise tout d'abord une altération de cette production cornée, et jouissant de la fâcheuse réputation d'incurable.

HISTOIRE ET SYNONYMIE.

C'est une histoire aussi vieille que la science, que celle du crapaud : on trouve cette maladie décrite dans tous les guides ou dictionnaires vétérinaires de Solleysel, Garsault, Lafosse, etc. ; parmi nos ouvrages modernes, on la rencontre dans ceux de MM. Vatel, Huzard, d'Arboval et Girard, et, il faut le dire, depuis

Solleysel, les auteurs n'ont guère varié sa description qui, jusqu'ici, laisse à faire.

Les dénominations de cette affection sont variées et en rapport avec les idées de leurs auteurs; plusieurs l'ont appelée *fic de la fourchette*, d'autres, *ulcère rongeant*, et le nom de *crapaud* lui vient on ne sait d'où, ni comment; toujours est-il que ce mot barbare est un opprobre pour la science, et bon, tout au plus, dans le langage patois des empiriques: aussi M. Vatel, sentant tout ce qu'il a de hideux, lui a substitué celui de *carcinome* de la fourchette, nom qui, cependant, est encore peu usité, attendu qu'il est basé sur une opinion que beaucoup de vétérinaires ne partagent point. La dénomination technique que je lui ai créée est parfaitement en rapport avec mon opinion sur sa nature.

DE LA PODOPARENCHYDERMITE CHRONIQUE.

Définition. Par le nom de podoparenchydermite chronique[1], je désigne l'inflammation latente, partielle ou générale de l'appareil sécréteur du pied (podoparenchyderme), que caractérise une perversion des sécrétions

[1] Ποῦς, *pied*, παρέγχυμα, *parenchyme*, δέρμα, *derme*, et ιτις, inflammation du podoparenchyderme.

de cet organe, une marche lente, et surtout la difficulté d'en obtenir la guérison.

Cette maladie paraît être spéciale au cheval; seulement sur le bœuf la *limace*, et sur le mouton le *piétin*, offrent avec elle de l'analogie sous beaucoup de rapports.

ÉTIOLOGIE.

Les causes des maladies, souvent fort obscures, échappent quelquefois à l'œil des observateurs, ou celles que l'on admet pour s'expliquer la perturbation des fonctions de tel ou tel organe sont si vagues, que l'on est forcé de s'avouer le peu de rapports qui existent entre elles et l'effet produit. Chez les animaux surtout, cette obscurité des causes est grande, tant par l'impossibilité de tirer d'eux des renseignements, que par l'incurie, l'ignorance des propriétaires, et les ventes ou échanges auxquels les chevaux principalement sont assujettis.

Les causes de la podoparenchydermite sont de deux sortes, prédisposantes et déterminantes. De tout temps on a admis une prédisposition de constitution; dans mon opinion cette prédisposition existe, puisque, de plusieurs chevaux exposés aux mêmes causes, un quelquefois va être le seul en subissant les conséquences: je crois, du reste, avec beaucoup d'auteurs qu'elle se trouve dans la constitution lymphatique; on sait en effet que, chez les animaux chez lesquels elle se voit, le système nerveux jouit d'une action très-faible, d'où résulte la lenteur des fonctions dont les produits sont mal élaborés, et dont les organes sont peu sensibles à la surexcitation produite par les agents déterminant des maladies; de même aussi on remarque que, sur les animaux d'un semblable tempérament, la majeure partie des affections débutent sous le type chronique.

Cette prédisposition à contracter le crapaud est prouvée : 1° par le peu de douleurs que l'animal ressent de cette affection ; 2° par sa plus grande fréquence sur les chevaux des races du nord que sur celles du midi : ainsi, à Paris, ce sont les chevaux de Mecklembourg, de la Hollande, de l'Allemagne, des bords du Rhin, sur lesquels on l'observe le plus souvent ; 3° par la longueur et les difficultés de son traitement ; 4° enfin par certains phénomènes qui s'effectuent pendant sa durée : ainsi en été la sécrétion de la matière *sui generis* du crapaud diminue ; de même aussi par l'usage des caustiques contre cette affection, ou autres irritants qui, tarissant quelquefois momentanément la sécrétion, font croire même à une guérison qui n'est cependant qu'apparente.

Tous ces effets ne sont que les conséquences des modifications d'irritabilité qu'éprouvent les organes sécréteurs.

L'on a encore considéré, comme cause prédisposante du crapaud, les pieds à talons hauts et forts dont la fourchette est volumineuse ; mais cette conformation est toujours un des caractères de la constitution lymphatique, donc cette prédisposition n'est qu'une conséquence de la première.

Quant aux causes déterminantes, elles sont nombreuses et variées; en général, tout ce qui est susceptible de dissoudre le suc corné, de ramollir la corne fibreuse et d'irriter par suite l'appareil sécréteur, détermine la podoparenchydermite; tels sont : 1° le séjour des pieds dans l'humidité; 2° leur contact prolongé avec du fumier consommé ; 3° les boues des grandes villes; 4° l'action de l'urine sur les sabots; 5° les plaies situées au voisinage de la fourchette, bleime, javart, etc.; 6° enfin certaines affections des extrémités s'accompagnant de suppuration, crevasses, furoncles, eaux aux jambes, etc. : l'on admet également comme cause la sécheresse du sol, qui détermine l'astriction de la corne de la fourchette, ce qui irrite les villosités de l'appareil sécréteur.

La podoparenchydermite, quand elle est très-ancienne, a été considérée comme constitutionnelle par quelques auteurs. Solleysel, à ce sujet, s'exprimait ainsi : « *Les fics sont toujours les égoûts des humeurs corrompues du corps, qui se jettent avec abondance sur cette partie* (le pied). » M. Girard partage cette opinion, que réprouvent aujourd'hui la majeure partie des vétérinaires, qui considèrent cette affection comme purement locale, et c'est aussi ce que je suis fondé à croire : je reconnais, ainsi que je l'ai dit, la prédisposition constitutionnelle à la contracter, mais je ne la crois pas une maladie dont la suppression compromettrait l'existence du malade; et si dans quelques traitements j'ai fait usage des sétons, c'est à titre de dérivatifs de l'irritation, pour ne pas supprimer subitement une suppuration; ce qui est toujours dangereux, quelle que soit la maladie et sa date.

La podoparenchydermite peut affecter un seul pied, deux, trois, ou les quatre, soit ensemble ou successivement; le plus souvent elle se rencontre à ceux du derrière, à cause de leur séjour dans l'humidité, les fumiers et l'urine: quel que soit le pied qu'elle affecte, sa marche est constamment la même.

DIAGNOSTIC.

Le premier effet qui résulte sur la fourchette de l'action d'une des causes déterminantes décrites, c'est :

1° Une dissolution légère du suc corné, un ramollissement des filaments de la lacune médiane, et un peu de sensibilité de la partie : c'est cette première altération qui constitue la *fourchette échauffée* ;

2° La cause agissant toujours, non seulement la corne de la lacune médiane se ramollit, mais aussi des faisceaux de ses filaments se séparent, ou elle se décolle d'avec le podoparenchyderme sous-jacent ; celui-ci sécrète une matière blanchâtre ou noirâtre, suivant son degré d'irritation; cette matière baigne la corne de la lacune, et répand une odeur infecte : ce second point de l'affection a reçu le nom de *fourchette pourrie ;*

3° Dans les lacunes latérales de la fourchette, les mêmes effets peuvent se manifester en même temps, alors la corne de ces parties et des barres mêmes se divise en faisceaux, plus ou moins allongés, qu'humecte une matière grisâtre, infecte et *sui generis :* c'est le début du crapaud ;

4° Des lacunes, l'affection passe au corps et aux branches de la fourchette qui augmente de volume; de nouveaux faisceaux de fibres s'isolent et contiennent entre eux la matière ci-dessus, dont l'abondance varie suivant les temps et les lieux : ainsi elle est plus rare par la sécheresse que par l'humidité, en été qu'en hiver, dans les localités élevées que dans les basses et humides : soumise à l'analyse chimique par M. Lassaigne, professeur distingué à l'Ecole d'Alfort, elle a paru à ce savant chimiste être composée: 1° d'une matière grasse blanche ; 2° d'une matière grasse unie à de l'ammoniaque et à l'état de savonule; 3° de mucus : la connaissance de la composition de cette matière nous explique pourquoi, elle-même, est un agent qui entretient le mal, et devient la cause qui le fait s'étendre et s'aggraver, car on sait que l'ammoniaque jouit de propriétés alcalines, et que toutes ces substances ont une action dissolvante sur la corne ;

5° L'affection peut se borner long-temps à la fourchette, quelquefois pendant un an et plus, et, à mesure qu'elle devient ancienne, cet organe prend un volume de plus en plus considérable, tant à cause de l'induration des tissus, que par suite de la sécrétion plus active de la corne ; en effet, on observe que, dans le crapaud, elle pousse très-vite, et l'on remarque aussi que les faisceaux de fibres cornées se multiplient et s'allongent, surtout dans les lacunes : à ce degré, les barres elles-mêmes sont ramollies, divisées en faisceaux et humectées de matière, quelquefois elles sont décollées d'avec le tissu podophylleux sous-jacent ;

6° En vieillissant, l'inflammation s'étend non seulement en profondeur, mais aussi en surface ; on remarque que la corne de la sole, au voisinage de la fourchette, se ramollit, que sa pousse est plus rapide, qu'elle se fend et se crevasse dans mille directions, que dans ces crevasses se rencontre la matière *sui generis* du crapaud, qui, parvenue à ce degré, a déjà plus d'une année de date ;

7° De la sole et des barres, l'affection s'étend à la paroi, les feuillets du tissu podophylleux se gonflent et se désunissent d'avec le tissu kéraphylleux, elles fournissent également la matière du crapaud ; alors la paroi s'isole des parties vivantes, elle ne tient plus que par le point où elle est sécrétée (le bourrelet), et continue de descendre, sans subir aucune altération, seulement, quelquefois, elle est irrégulière à sa surface, et offre des cercles ou des rugosités ; par suite du décollement, la paroi s'élargit beaucoup aux talons, elle prend la forme d'un V, et si on la percute aux endroits décollés, elle résonne d'une manière assez sonore: dans la marche du cheval, on remarque qu'elle se meut indépendamment des autres parties du pied ; cette séparation de la paroi s'effectue progressivement, s'étend toujours des talons vers la pince, et quand elle arrive à cet endroit, alors, avec la main, on peut faire jouer le sabot, qui enfin finit par tomber, soit pendant l'exercice auquel le cheval est soumis, ou à l'écurie; cette chute de la boîte cornée termine la maladie;

8° En même temps que ces effets locaux se passent,

d'autres généraux se font aussi remarquer : ainsi le cheval prend de l'appétit, et cependant il maigrit de plus en plus, son poil devient terne, sa peau adhérente, il finit même par tomber dans un marasme hideux à voir, et ce, par suite de l'épuisement du sang, par la sécrétion de la matière du crapaud qui devient de plus en plus abondante; le cheval, de bon et franc du collier qu'il avait été, est sans force, tire faiblement son fardeau avec lenteur, et non sans de vigoureux coups de fouet, il finit même par se coucher dans le chemin ou dans le sillon de charrue : quand cet état de misère existe, d'autres affections finissent par se déclarer, tels que le farcin, la morve, la gale, etc., quelquefois en même temps que le crapaud ; on remarque d'autres affections, les eaux aux jambes, les crevasses, la crapaudine, des engorgements des jambes, qui souvent cependant restent parfaitement saines ; enfin il y a des chevaux qui souffrent beaucoup de cette affection et qui en sont boiteux, d'autres qui n'ont pas le moindre signe de claudication.

Marche et durée de la maladie.

Quand la marche de la podoparenchydermite n'est pas entravée, elle est très-lente, tous les symptômes décrits se déclarent progressivement, et la terminaison de la maladie, c'est la chute du sabot, qui nécessite alors l'abattage du cheval.

ALTÉRATIONS PATHOLOGIQUES.

Les altérations pathologiques, que l'on rencontre dans le pied du cheval affecté de podoparenchydermite, varient suivant la période de l'affection et sont de deux ordres, les unes physiques appartenant à la corne du sabot, les autres anatomico-pathologiques se rencontrant dans les tissus vivants du pied ; je vais suivre dans leur description leur mode de progression.

Premier degré.

La corne de la lacune médiane de la fourchette est ramollie, le podoparenchyderme sous-jacent ne présente encore nulle lésion sensible ; c'est le caractère de la *fourchette échauffée*.

2e degré.

La corne de la fourchette, dans la lacune médiane, est ramollie, divisée quelquefois en faisceaux, souvent décollée, le podoparenchyderme sous-jacent est légèrement épaissi, sa surface est blanchâtre et ses villosités sont très-peu tuméfiées ; cette altération est celle de la *fourchette pourrie*.

3e degré.

On rencontre une division en faisceaux de la corne de la fourchette, soit dans sa lacune médiane, soit dans les latérales ; ces faisceaux sont mous, formés par des filaments cornés et blanchâtres à leur base, qui se trouvent en contact avec la matière du crapaud : le podoparenchyderme sous-jacent est tuméfié, il est blanc, consistant, homogène, résiste sous l'instrument tranchant, ses villosités participent à son état d'épaississement et de pâleur ; alors le crapaud avait débuté.

4e degré.

Du fond des lacunes, l'affection s'étant propagée au corps de la fourchette, on voit quelques portions de la corne qui sont décollées, d'autres ramollies, épaisses et divisées en faisceaux ou pédoncules. Le podoparenchyderme de toute la fourchette est blanchâtre à sa surface, et sur sa coupe ne donne que très-peu de sang, et, quoique résistant sous l'instrument, il ne fait entendre aucun bruissement particulier ; ses villosités sont également tuméfiées, blanchâtres et consistantes. Le tissu réticulaire ne présente encore aucune altération, la podoparenchydermite étant simple.

5e degré.

Si l'affection était plus ancienne, aux altérations précédentes on trouve ajoutée une induration du tissu réticulaire sous-jacent, qui est blanchâtre sur sa coupe, fait entendre le léger cri du squirrhe ; ce tissu et le podoparenchyderme forment dans ce cas une couche épaisse et blanche à la surface du coussinet graisseux duquel elle reste très-distincte.

6e degré.

La maladie, étant plus ancienne, s'est propagée au coussinet plantaire; cet organe est augmenté de volume, de blanc jaunâtre et irrégulier qu'il était, il est devenu d'un blanc homogène sur sa coupe qui donne très-peu de sang; cette surface permet de voir qu'il se fond tellement avec le tissu réticulaire et le podoparenchyderme, qu'il est impossible de distinguer la ligne de séparation de ces tissus sous l'action du bistouri; cette induration du coussinet plantaire fait entendre très-distinctement le cri du squirrhe, les pelotons graisseux sont devenus invisibles, on ne remarque plus qu'un tissu dont la surface coupée présente un rayonnement de légers faisceaux fibreux, intriqués de mille manières et *non continus* avec les faisceaux cornés, ainsi qu'on l'avait prétendu.

7e degré.

L'altération du coussinet peut s'être étendue jusqu'à l'aponévrose plantaire; alors il n'existe plus de ligne de démarcation entre ces deux organes, le tissu cellulaire qui, dans l'état normal, est mou, s'y rencontre épaissi, blanc, consistant, faisant entendre aussi le cri du squirrhe; confondu d'une part avec le coussinet, et de l'autre avec le tendon, qui, lui-même, de jaune est devenu blanc, et dont les fibres sont difficiles à distinguer.

8e degré.

Si l'affection s'était étendue aux barres, non seulement elles sont décolées et divisées en faisceaux gros et longs, mais le podoparenchyderme sous-jacent, le tissu réticulaire, et même quelquefois l'extrémité postérieure des fibro-cartilages, participent à l'état d'induration dejà mentionné.

9e degré.

Si la sole a été envahie, on voit que la corne de cette partie est épaisse, molle, crevassée dans diverses directions, et ce, jusqu'à la surface du podoparenchyderme sous-jacent, qui est très-tuméfié, blanc, consistant, ainsi que ses villosités, et ne donne que peu de sang quand on l'incise ; quand cette induration s'est étendue au tissu réticulaire, alors la couche est plus épaisse, plus résistante, et va jusqu'à la surface de l'os du pied, qui elle-même finit par se trouver altérée, l'inflammation s'étant propagée au tissu cellulaire de ses porosités, et dans ce cas la partie superficielle de l'os est homogène, très-dure, blanche et donnant peu de sang quand on la rugine, quelquefois elle est recouverte de plaques irrégulières et plus ou moins étendues, sortes d'ossifications partielles du tissu réticulaire; j'en ai vu de près de deux lignes d'épaisseur.

10e degré.

L'affection s'étant étendue sur la paroi, on trouve une portion plus ou moins étendue de cette corne décollée ; au-dessous de cette désunion, on voit les feuillets de la partie podophylleuse du podoparenchyderme, blanchâtres, épaissis, consistants ; à l'induration de ces feuillets, se joint celle du tissu réticulaire sous-jacent, même celle aussi de la surface de l'os du pied et des fibro-cartilages.

11e degré.

L'affection ayant gagné le bourrelet vers les talons, on voit quelquefois un désengrènement de ses villosités d'avec le bord supérieur de la paroi, et l'on remarque qu'elles sont blanches, épaisses, allongées, que la surface du bourrelet est blanchâtre et recouverte de matière, que le derme en cet endroit est induré ; à cette induration participe le tissu cellulo-vasculaire sous-jacent.

C'est par la progression d'arrière en avant de ces altérations qu'arrive la chute du sabot.

Dans la planche deuxième, M. Chevalier a bien reproduit toutes les lésions d'un pied affecté d'un crapaud datant de plusieurs années ; dans cette figure, on voit 1° les faisceaux fibreux de la corne de la fourchette ; 2° les divisions et fentes de la sole ; 3° l'épaississement des villosités du podoparenchyderme ; 4° l'épaississement du podoparenchyderme ; 5° celui aussi du tissu réticulaire ; 6° les productions osséiformes juxta-posées à la surface plantaire de l'os du pied ; 7° le coussinet graisseux augmenté de volume et présentant un rayonnement de faisceaux fibreux ; 8° enfin la participation de l'aponévrose plantaire à l'induration.

NATURE DE L'AFFECTION.

Sur la nature de cette affection, il s'en faut de beaucoup que tous les vétérinaires soient d'accord. Est-ce une hypertrophie des tissus dans lesquels elle siège ? est-ce une dartre humide? ou un ulcère rongeant ? ou un carcinome du tissu réticulaire de la fourchette ?

Cette maladie ne peut être une hypertrophie, bien qu'elle soit caractérisée par un épaississement des tissus , attendu que dans l'hypertrophie les tissus ne changent ni ne se modifient dans leur organisation; on les voit avec un volume considérable, et ayant conservé tous leurs caractères normaux.

Est-ce une dartre humide? Dans cette affection il y a sécrétion de la surface cutanée, vésicules qui se forment et se crèvent ensuite, quelquefois épaississement et induration du derme, jamais beaucoup au-delà; dans le crapaud pas de vésicules, une sécrétion abondante, une induration des tissus dans une grande épaisseur : bien qu'il y ait analogie entre ces deux sortes d'affections, il n'y a pas *identité*, et cette analogie se trouve surtout dans leurs causes, leur sécrétion et leur difficile guérison.

Ainsi la prédisposition lymphatique leur est commune, mais elle l'est aussi à toutes les autres maladies chroniques ; l'humidité et la malpropreté les engendrent, mais elles engendrent aussi les autres maladies chroniques ; enfin leur difficile guérison tient à ce que toutes deux siègent dans un corps sécréteur : c'est pour cette raison que, dans mon opinion, les différences qui existent entre elles ne sont dues qu'à la modification de conformation du tissu qu'elles affectent; enfin la dartre humide me paraît à moi une inflammation chronique du parenchyderme, ou parenchydermite chronique.

Le crapaud est-il un ulcère rongeant ? Dans l'ulcère il y a solution de continuité ou perte de substance, soit en largeur, ou bien en profondeur ; dans le crapaud il y a augmentation d'épaisseur des tissus vivants, donc qu'il n'est point un ulcère.

Est-ce un carcinome du tissu réticulaire ? Dans les

affections carcinomateuses il y a épaississement des tissus, induration squirrheuse, tendance au développement et à la reproduction ; mais il n'y a pas sécrétion de surface: cette maladie n'est donc point tout d'abord un carcinome ; celui-ci n'est qu'une de ces complications, car, dans son début, les altérations qu'elle présente ne sont nullement carcinomateuses, surtout quand elle n'a affecté encore que le podoparenchyderme et le tissu réticulaire.

Dans mon opinion, le crapaud n'est autre qu'une inflammation chronique de l'appareil sécréteur du pied (podoparenchyderme); c'est là, dans ce tissu, qu'est le siége primitif et essentiel de l'affection; si plus tard on voit des lésions dans les autres organes, elles ne sont que consécutives et dépendantes de la maladie première, et surviennent par voie de continuité et contiguité de tissu : pour se convaincre de cette vérité, il suffit de suivre le crapaud dans toutes ses phases; on voit alors que tout d'abord une portion de podoparenchyderme est surexcitée, puisqu'elle éprouve lentement des modifications dans son organisation et ses fonctions, que long-temps ses lésions ne vont pas au-delà; puis, quand l'affection est plus ancienne, on la voit s'étendre peu à peu dans une plus grande surface du podoparenchyderme : alors elle gagne le tissu réticulaire, et par voie de contiguité se propage au coussinet graisseux, à l'os phalangien, aux fibro-cartilages, à l'aponévrose plantaire, enfin à tous les tissus du pied, mais toujours en procédant du podoparenchyderme aux parties sous-jacentes.

C'est donc toujours cet appareil sécréteur qui est le siége primitif et essentiel de l'affection.

Cette opinion admise, on voit : 1° qu'elle se rattache celle dans laquelle on considère l'affection comme une dartre humide, car la dartre humide ne me paraît être qu'une inflammation chronique du parenchyderme, corps muqueux de la peau ; c'est donc au même tissu qu'appartiennent ces deux lésions, et les différences qu'elles présentent dans leurs caractères proviennent des modifications qu'éprouve le corps sécréteur en arrivant au pied.

2° Elle se rattache également l'opinion dans laquelle cette maladie est considérée comme un carcinome, puisque l'induration survient pendant son cours ; seulement cette affection carcinomateuse est une des lésions secondaires, et due à l'ancienneté du crapaud, qui, ainsi que nous l'avons vu, peut exister sans elle.

PRONOSTIC

La gravité du crapaud dépend de son degré d'ancienneté, et du nombre de pieds qui en sont affectés; toutes choses égales d'ailleurs, sa cure est d'autant plus facile, que l'affection est de date plus récente, et qu'elle a envahi moins de pieds : en général, quand elle ne va pas au-delà du tissu réticulaire, la cure est prompte; tandis au contraire, quand elle s'est compliquée d'induration squirrheuse, elle est très-rebelle, et jusqu'ici a fait échouer bien des traitements employés pour la combattre ; quand elle est compliquée d'eaux aux jambes, je la crois très-difficile à guérir.

TRAITEMENT.

Tous les modes de traitement employés contre la podoparenchydermite chronique se résument en trois méthodes opératoires; savoir :

1° L'excision pure et simple de la corne altérée, sans faire saigner, suivie de l'application des astringents ou des caustiques;

2° L'extirpation de la corne et de tous les tissus affectés d'induration, aidée des pansements simples et d'une forte compression ;

3° L'extirpation de tous les tissus altérés comme dans le cas précédent, plus leur cautérisation : chacune de ces méthodes compte un grand nombre de procédés; je ne vais ici donner un peu de développement qu'à un procédé de chaque méthode, choisissant le meilleur, et je terminerai par l'exposition de celui qui m'est propre.

PROCÉDÉ DE SOLLEYSEL.

Il faut préparer un fer à dessolure, parer la corne jusqu'à la rosée, avec la feuille de sauge, enlever toutes les portions de corne altérées, sans faire saigner, autant que possible, puis se servir des onguents dont la composition suit :

FORMULE DE L'ONGUENT DESSICATIF.

P.	*Miel*	1,000 *gr.*
	Sous-acétate de cuiv. (vert-de-gris).	187
	Sulfate de zinc (vitriol blanc) . .	187
	Protoxide de plomb (litharge pul.)	125
	Acide arsénieux (arsenic blanc pul.)	93

Mélangez le tout, faites chauffer doucement en remuant souvent, jusqu'à ce que la composition ait une certaine consistance.

FORMULE DE L'ONGUENT CAUSTIQUE.

Prenez moitié de l'onguent dessicatif, ajoutez-y 93 gr. d'acide nitrique, eau forte, mêlez le tout à froid, et conservez dans un pot de grès pour l'usage.

Après l'opération ci-dessus, appliquez sur la plaie des plumasseaux imprégnés d'onguent caustique, continuez le pansement avec de l'étoupade sèche, établissez une forte compression, et terminez le pansement par l'application des éclisses et de la ligature.

A la levée du premier appareil, qui doit se faire au deuxième ou troisième jour après l'opération, si la plaie est belle et les chairs de bonne nature, on fait usage, pour le second pansement, seulement de l'onguent dessicatif, ainsi que pour les pansements subséquents, qui doivent être renouvelés tous les deux ou trois jours, jusqu'à guérison; et si parfois, dans la durée du traitement, on voit sur la plaie des végétations de mauvaise nature, ou de la corne molle et altérée, il faut recouvrir ces parties avec l'onguent caustique: pendant ce traitement local, il faut en même temps administrer à l'intérieur des médicaments purgatifs ou diurétiques. C'est à cette méthode que se rattachent les procédés de MM. Girard, Dupuy et Janné, ainsi que celui de M. Vatel, qui fait usage surtout de la compression.

PROCÉDÉ DE M. RENAULT.

M. Renault, dans ses leçons cliniques, opère le crapaud ancien de la manière suivante : 1° il fait préparer un fer à dessolure un peu couvert et ayant beaucoup d'ajusture ; 2° parer la sole jusqu'à la rosée, et enlever avec le boutoir le plus possible de la corne de la fourchette, des barres, et appliquer provisoirement le fer ; 3° envelopper le pied d'un cataplasme émollient, et mettre le cheval à la diète pour être opéré le lendemain ; 4° il fait tenir prêt un pansement composé de boulettes, plumasseaux, étoupade, éclisses, ligature, toile et alcohol réduit à 20 degrés environ; 5° le cheval étant abattu, le pied fixé convenablement et le fer enlevé, M. Renault extirpe successivement la portion de paroi décollée, la corne de la sole et de la fourchette, puis les tissus sécréteurs, le coussinet plantaire; rugine l'os du pied, s'il y a lieu, et partout porte son instrument jusqu'au plus profond des tissus altérés ; 6° l'opération terminée, il fait réappliquer le fer, il recouvre la plaie de plumasseaux imbibés d'alcohol étendu, puis de secs, et, à l'aide des éclisses, établit une bonne et forte compression ; il termine le pansement par l'application de la ligature, et pour que le cheval, en se relevant, ne l'arrache point, il fait recouvrir le pied d'une enveloppe de toile, tenue par une corde dont les extrémités se rattachent autour du paturon ; 7° il procède à la levée du premier appareil au deuxième ou troisième jour après l'opération, et si la plaie est de bonne nature, il fait le second pansement avec des plumasseaux imbibés d'alcohol réduit, et établit toujours une bonne compression ; 8° ces pansements sont renouvelés tous les jours, jusqu'à la guérison du sujet, et faits constamment de la même manière; 9° si, pendant le cours du traitement, il rencontre sur les plaies des végétations blanchâtres et de mauvaise

PAGE 44
Collée

PAGE 15

CUT

une autre en bois sur sa face, répondant au sol, et qui lui est unie au moyen de cinq ou six rivures. Cette double plaque offre à sa partie postérieure deux trous dans lesquels passe la ligature qui contourne le sabot; disposition qui établit une compression constante.

MM. Vatel et Renault père ont fait usage, comme caustique, d'un mélange à parties égales d'acide sulfurique et d'alcohol camphré, et ont obtenu des succès par l'emploi de ces agents.

MÉTHODE DE TRAITEMENT QUE JE ME SUIS CRÉÉE.

Dans cette méthode le traitement varie en raison de la gravité des lésions que détermine la podoparenchydermite chronique, mais toujours mon agent essentiel se trouve dans le mélange suivant :

P. Acide sulfurique, une partie;
Essence de térébenthine, quatre parties.

Mettez l'essence dans un vase à large ouverture et placé à l'air libre, versez dessus et doucement l'acide sulfurique, agitez légèrement le liquide ; alors il s'effectue une vive effervescence, une abondante vapeur d'une odeur forte se dégage, et une grande chaleur se développe : pour éviter que le vase ne se brise et pour prévenir une ébullition dont vous ne seriez pas maître, ne versez d'abord qu'une fraction d'acide sulfurique, et quand elle a déterminé la décomposition de la quantité d'essence dont elle est susceptible, versez-en de nouveau successivement; ainsi jusqu'à ce que tout l'acide soit employé.

Propriétés physiques du mélange.

Le liquide résidu de l'opération est visqueux, de couleur très-noire, laquelle est due au carbone libre qui s'y trouve en suspension ; son odeur est forte et pénétrante, a quelque rapprochement avec celle de l'huile empyreumatique, mais elle est bien moins désagréable.

Composition chimique.

Ce liquide me paraît être formé : 1° d'une combinaison d'acide sulfurique avec les éléments provenant de la décomposition de l'essence de térébenthine; 2° d'essence libre ; 3° de carbone également tenu en suspension dans le mélange.

Parmi les gaz qui se dégagent pendant la décomposition, il se trouve de l'acide carbonique et de l'hydrogène carboné.

Propriétés médicales.

1° Ce liquide est caustique, et, appliqué sur les plaies, il en produit la cautérisation dans une épaisseur plus ou moins grande, suivant la quantité d'acide sulfurique qu'il contient; aussi, pour diminuer sa causti-

bois à Evreux, me mande pour traiter un cheval entier, âgé de six ans, sous poil bai doré, et d'un tempérament sanguin.

Ce cheval, au mois de novembre dernier, a été opéré d'une bleime suppurée au talon externe du membre antérieur droit, par M. Lonfroy, vétérinaire à Pacy, lequel, dans son opération, a enlevé la fourchette, la sole et la portion de paroi décollée par le pus ; les pansements de cette plaie étant négligés et faits le plus souvent par le maréchal, elle n'a point guéri, et le sujet, depuis cette époque, n'a pas sorti de l'écurie.

A l'examen de ce pied, je vois une portion de paroi, tout le talon externe, qui est décollée, la corne de la fourchette est ramollie et divisée en faisceaux filamenteux, une matière grisâtre et d'une odeur forte humecte toutes ces parties.

Le pied antérieur gauche présente aussi un ramollissement de la corne de la fourchette, dont les fibres sont divisées, tant dans ses lacunes que sur le corps, et baignées par un liquide également grisâtre et fétide.

Je diagnostique une podoparenchydermite chronique survenue dans chaque pied de devant, par suite de la négligence dans les pansements de la bleime, et par le séjour prolongé du cheval à l'écurie.

Traitement.

Le cheval abattu et fixé convenablement, dans le pied droit, j'enlève la portion de paroi décollée; je trouve au-dessous les feuillets du tissu podophylleux blanchâtres et épais, humectés par de la matière blanche et fétide ; j'excise seulement la corne de la fourchette, sans faire saigner ; j'applique sur la plaie des plumasseaux imbibés de ma liqueur, je les recouvre d'étoupe sèche, et je fixe le tout avec des éclisses et la ligature.

Dans le pied gauche, j'excise toute la corne altérée, et j'applique le même pansement.

Le 22, je lève mes appareils, et je trouve un peu de pus dans le pied droit, ainsi qu'une légère eschare d'un gris jaunâtre; dans le gauche, la plaie est sèche, et semble vouloir déjà donner une corne de bonne nature; pas de pus sur son pansement.

J'applique deux nouveaux appareils, de la même manière que précédemment.

Le 28, je renouvelle les pansements; la corne de la fourchette du pied gauche est très-solide, et offre assez d'épaisseur pour que je me dispense d'y appliquer un appareil : je me contente de l'imbiber avec ma liqueur ; dans le pied droit l'eschare est tombée, la plaie est belle, recouverte à peine de pus, la corne à sa circonférence est de bonne nature; je fais le pansement avec l'essence de térébenthine seulement, et quelques plumasseaux.

Le 4 mai, je renouvelle le pansement, la plaie est recouverte d'une bonne corne sur la fourchette : il n'y a plus qu'une surface grande comme une pièce d'un franc, qui n'est pas cicatrisée; je panse avec l'essence comme précédemment.

Le 10, à la levée du pansement, il y a corne partout, mais tendre dans quelques points ; j'applique quelques plumasseaux imbibés du liquide caustique.

Le 18, la corne est dure et bonne, je ne mets plus de pansement, et j'humecte seulement la partie avec le liquide spécifique.

A partir de ce jour, le cheval a repris son service au cabriolet, l'a toujours continué depuis, et le crapaud n'a pas reparu dans ses pieds.

MÉTHODE DE TRAITEMENT CONTRE LE CRAPAUD ANCIEN.

Lorsque le crapaud se complique d'induration squirrheuse, des tissus sous-jacents au podoparenchyderme et au tissu réticulaire, une opération chirurgicale importante devient indispensable, et avant d'y procéder il est bon de se conformer aux indications suivantes:

Si le crapaud affecte plusieurs pieds, il faut n'en

opérer qu'un à la fois, autant que possible, et commencer par le plus malade ; en entreprendre un second, quand la fièvre de réaction, occasionnée par l'opération première, est passée, et que la plaie prend une bonne direction.

PRÉPARATIONS A L'OPÉRATION.

1° Un ou deux jours d'avance, il faut mettre le cheval à la diète ; et lui faire une petite saignée, n'est pas sans quelque avantage.

2° Il est bon de passer un séton à la partie supérieure du membre dont on a fait élection. Ce séton agit plus comme dérivatif; on sait que toujours il est avantageux de remplacer une sécrétion anormale, que l'on veut supprimer, par une autre : on ne le ferait pas, que souvent il n'en résulterait rien de fâcheux pour le sujet, mais que quelquefois des maladies graves en seraient la conséquence, tels que la morve, le farcin, les dépôts de pus dans les poumons, ou bien dans le foie.

3° La veille de l'opération, on prépare un fer de la manière suivante : Faites un fer à dessolure, un peu couvert surtout en pince, faites-y quatre ou six étampures, diminuez l'épaisseur de chaque éponge dans la longueur d'un pouce, en lui conservant sa largeur, et recourbez-la comme une crosse sur la face supérieure du fer; ce travail exécuté, les deux éponges représentent deux compartiments d'une charnière, dont le troisième et intermédiaire appartient à la plaque : celle-ci ne doit être préparée que lorsque le fer est ajusté, et pour la faire, prenez un morceau de tôle, découpez-le sur la forme de l'intervalle des branches du fer, recourbez son bord postérieur sur sa surface inférieure, de manière à former un tube cylindroïde ; examinez si la plaque peut se placer facilement sous le fer; puis construisez une cheville en fer, disposez-la de telle sorte, qu'elle puisse traverser d'un bout à l'autre la charnière que vous avez faite, et donnez-lui un peu plus d'étendue que celle qu'elle doit parcourir.

Ce fer, que j'appelle *fer à charnière* [1], peut servir dans toutes les opérations de la face plantaire, et est de beaucoup préférable aux éclisses :

1° Parce que son exécution est si facile, qu'il peut être fabriqué par l'ouvrier le plus inhabile ;

2° Parce qu'il permet de faire un pansement uniforme et aussi compressible que l'on veut;

3° Parce qu'avec ce fer on procède plus vite au pansement qu'avec les éclisses.

[1] Voir la planche 3.

4° Parce qu'en outre il est impossible que la plaque se retire d'elle-même, ce qui permet de fixer le fer à demeure, et de faire travailler le cheval. Ce fer étant préparé, l'on en fait l'application provisoire, après avoir toutefois paré la fourchette jusqu'à la rosée ; le tout terminé, on enveloppe le pied avec un cataplasme émollient, pour disposer la corne à se laisser couper.

Procédé d'opération.

Le cheval étant abattu et le pied à opérer étant fixé convenablement, on procède de la manière suivante :

1° Après avoir retiré le fer, on fait l'ablation des portions de paroi qui sont désunies d'avec les tissus sous-jacents, on doit même aller à quelques lignes au-delà du décollement, car dans le cas contraire l'affection continue à s'étendre sous la paroi restante, et ce, plus rapidement qu'avant l'opération ;

2° On extirpe toute la corne altérée de la fourchette, de la sole et des barres ;

3° L'on enlève successivement en dédolant tous les tissus indurés; on doit en laisser le moins possible dans le pied, il ne faut pas craindre même d'aller jusqu'à l'aponévrose plantaire et la base des fibro-cartilages, d'exciser en partie ses organes, s'ils participent à l'état d'induration des autres tissus.

4° Si l'altération s'est étendue jusque dans l'épaisseur de l'os du pied, il faut alors le ruginer, jusqu'à ce qu'il se présente sous la rénette, avec ses caractères normaux.

5° Lorsque l'on a enlevé le plus profond possible des tissus indurés, on fait appliquer le fer sur le pied, s'il reste assez de paroi pour y implanter des clous.

PANSEMENTS.

Le pied devant saigner beaucoup après l'opération, et le sang s'opposer à l'action de ma liqueur caustique, sur les tissus avec lesquels elle doit être mise en contact, il ne faut pas en faire usage pour le premier pansement. Dans l'application de ce premier appareil, l'on recouvre la plaie de quelques plumasseaux imbibés d'eau-de-vie, on continue ensuite avec de la filasse sèche, jusqu'à ce que le pansement soit bien uniforme et la compression bonne et forte; alors on applique la plaque, et l'on termine avec la ligature qui sert à établir la compression sur les côtés opérés de la paroi.

La levée de ce premier appareil doit être faite au troisième ou quatrième jour après l'opération, et l'on voit alors que partout où les tissus indurés ont été entièrement extirpés, la plaie est recouverte de bourgeons vermeils et saignant au moindre contact ; que dans les points où sont restées des portions d'induration il existe des végétations blanchâtres, ne tenant au pied que par leur base, et libres d'adhérence avec les tissus voisins dans tout le reste de leur étendue : il faut exciser profondément ces végétations ; puis on procède à l'application du second appareil, en recouvrant toute la surface de la plaie avec des plumasseaux imbibés de la liqueur caustique, et l'on termine le pansement avec des étoupes sèches.

A la levée du deuxième appareil, que l'on fait au bout de quatre ou cinq jours, on ne trouve sur le pansement que très-peu de pus qui est de bonne nature; la circonférence de la plaie paraît recouverte d'une corne de bonne consistance, si tous les tissus indurés ont été enlevés : dans le cas contraire, cette corne est molle et à demi purulente, il est bon de l'exciser sans craindre de faire saigner; le centre de la plaie présente une escharc d'un gris jaunâtre, qu'il faut laisser : l'on applique de nouveau un pansement pour lequel on se sert de ma liqueur.

Les pansements subséquents doivent être renouvelés seulement tous les quatre ou cinq jours, et l'on doit continuer l'emploi du caustique, jusqu'à ce que l'eschare se détache à sa circonférence ; à cette époque on cesse l'application , et pour tous les pansements suivants, jusqu'à la fin du traitement, on se sert uniquement de l'essence de térébenthine ; quand la marche de la plaie vers la guérison semble se retarder, l'on ajoute à l'essence un peu de la liqueur caustique, dans des proportions variables, suivant l'état de la plaie.

A chaque pansement il est nécessaire d'exciser la corne decicatrice qui croît à la circonférence de la plaie, et ce, sans craindre de faire saigner : on rend ainsi plus facile l'action de l'essence sur la partie sécrétante ; quand au contraire on néglige cette indication , alors les effets de l'essence ne s'étendant pas jusqu'au corps sécréteur, un suintement séreux a lieu, la corne se ramollit ou se décolle, et l'affection y revient.

Pendant la durée du traitement, il reparaît quelquefois sur la plaie des végétations blanches isolées et de mauvaise nature; il faut les extirper et appliquer dans les cavités qu'elles laissent de petites boulettes humectées du liquide caustique.

Quelquefois il arrive que la surface cicatrisante forme un bourrelet qui s'isole du reste de la plaie, cette disposition indique une tendance au retour du mal en ce point ; on doit alors exciser ce bourrelet, et porter l'action de son instrument jusqu'à la profondeur où les surfaces sont contenues ; ensuite, dans la cavité qui résulte de cette opération, appliquer un plumasseau imbibé du liquide caustique.

Quand la plaie suit une bonne direction, il faut faire usage unique de l'essence.

Cette deuxième méthode de traitement, ainsi qu'on le voit, se rattache à l'extirpation totale des tissus altérés, aidée de l'action des caustiques ; c'est en la mettant en pratique que j'ai réussi à guérir des crapauds très-invétérés, et dont jamais, sans elle, je n'aurais obtenu de succès.

Cette méthode a l'avantage : 1° d'occasionner peu de dépense en médicaments; 2° de permettre le traitement des chevaux affectés de crapauds, et éloignés du lieu du domicile du vétérinaire, les pansements ne se faisant que tous les quatre ou cinq jours ; 3° par elle , la guérison est aussi prompte que dans le cas de tout autre opération de pied ; 4° enfin elle triomphe des crapauds les plus rebelles, pourvu toutefois qu'ils ne soient point compliqués d'eaux aux jambes.

Pendant le traitement d'un cheval , l'on observe qu'il devient d'une maigreur extrême , quoique cependant il ait conservé son appétit, et ce n'est que lorsque sa guérison approche qu'il reprend tout son embonpoint.

PAGE 1

Collée

tendon, et rugine l'os du pied, qui participe à l'altération générale ; 4° j'applique le fer, recouvre la plaie avec quelques plumasseaux imbibés d'alcohol étendu d'eau, et achève le pansement avec de l'étoupe sèche, des éclisses et de la ligature, et ce, à la manière ordinaire, en établissant une bonne compression partout.

Le 6, j'enlève le premier appareil; la plaie est d'un rouge vermeil, il ne reste çà et là que quelques végétations blanchâtres que j'extirpe; je recouvre toute la surface de plumasseaux imbibés de ma liqueur caustique, et termine le pansement avec l'étoupe sèche.

Le 10, à la levée du second appareil, je ne trouve qu'un peu de pus de bonne nature sur la filasse; la surface de la plaie est d'un gris-jaunâtre, couleur que j'attribue à la formation d'une eschare : je fais un nouveau pansement avec le liquide caustique.

Le 14, l'eschare qui est très-large semble se détacher de la plaie par sa circonférence, ce qui permet de voir au-dessous une surface vermeille, et dont les bords, déjà, se recouvrent d'une corne de bonne consistance; j'applique sur l'eschare des plumasseaux imbibés du liquide caustique, je recouvre le reste de la plaie de quelques autres humectés d'essence de térébenthine, et je termine le pansement avec l'étoupe sèche.

Le 18, l'appareil que je retire n'est recouvert que d'un peu de pus crêmeux, l'eschare ne tient plus à la plaie que par quelques filaments blanchâtres; je la détache entièrement avec les ciseaux, et trouve au-dessous une surface vermeille, unie, ne présentant que trois ou quatre filaments blancs, et offrant à sa circonférence une corne de bonne nature, que j'excise, sans faire saigner; je panse avec l'essence seule.

Depuis cette époque je continue les pansements avec l'essence, j'excise toujours la corne de la circonférence de la plaie, quelquefois en la faisant saigner; son centre est d'un bel aspect, et le peu de pus qu'il fournit est de bonne nature: jusqu'à guérison, je fais les pansements avec l'essence de térébenthine. Le pied va de mieux en mieux, et le 20 août il est recouvert d'une bonne corne, sur toute sa surface opérée; je cesse les pansements, me contente de faire nettoyer l'intérieur du pied tous les jours, et d'y faire verser de l'essence, dans le but de conserver à la corne de cicatrice toute sa consistance.

Voyant un si heureux résultat de ma méthode de traitement, dès le 6 août, je pratique au second pied de derrière la même opération qu'au précédent, j'y rencontre les mêmes lésions; je procède aux pansements

PAGE 65
Collée

neuse, sa corne est ramollie, filandreuse et humectée par une matière grisâtre infecte, les barres sont divisées en pédoncules fibreux et baignées de matière, la paroi est désunie d'avec le tissu podophylleux, seulement aux talons : ce crapaud a une année de date, dit M. Lefebvre.

Traitement.

Le 2 août, après avoir fait parer jusqu'à la rosée le pied malade, lui avoir ajusté un fer à charnière, le sujet est abattu, et fixé convenablement, pour l'opération à laquelle je procède de la manière suivante :

1° J'enlève les portions de paroi décollées, et je trouve au-dessous le podoparenchyderme blanchâtre, épaissi et induré, que j'excise ; 2° j'extirpe toute la fourchette, jusqu'à la surface du tendon, ne laissant à sa surface qu'un peu de tissu cellulaire, encore peu induré ; 3° j'applique un pansement compressif, dans lequel je ne me sers que d'eau-de-vie, et que je maintiens à l'aide de ma plaque à charnière et de quelques circonvolutions de ligature autour du pied ; 4° avant de faire relever le cheval, je passe un séton à la fesse du pied malade, le sujet est mis à la diète pour jusqu'au prochain pansement.

Le 5, je lève l'appareil, la plaie est recouverte partout de bourgeons unis et vermeils : j'applique sur la plaie quelques plumasseaux imbibés du liquide caustique, et termine le pansement avec de l'étoupe sèche.

Le 9, l'appareil est recouvert d'un peu de pus de bonne nature, toute la surface de la plaie présente une couleur grise-jaunâtre, due à la formation d'une eschare; je fais le second pansement et me sers du liquide caustique.

Le 13, au pansement, peu de pus, la large eschare jaunâtre commence à se détacher par ses bords, la circonférence de la plaie offre une corne jaune et bonne; j'applique sur l'eschare des plumasseaux imbibés du caustique, et, sur tout le reste de la plaie, quelques autres humectés d'essence de térébenthine.

Le 18, je trouve l'eschare sur le pansement, la plaie est unie, vermeille et recouverte d'un peu de pus de bonne nature, et sa circonférence offre une bonne corne de cicatrice, dont j'excise légèrement la surface; j'applique un pansement dans lequel je ne me sers que de l'essence.

Le 21, la plaie a diminué d'étendue, est toujours belle, et la corne de sa circonférence de bonne consistance ; même pansement.

Le 25, le cheval n'offre plus à peine de claudication, la plaie s'est encore rétrécie, la corne est bonne; continuation du pansement avec l'essence.

Le 1er septembre, la plaie est très-belle, son étendue en surface n'excède pas celle d'une pièce de deux francs, la corne est dure, et tout annonce une guérison prochaine; je continue de panser avec de l'essence.

Ce jour même, M. Lefebvre reprend son cheval, attendu qu'il croit que son état de maigreur tient au défaut de nourriture ; je prescris de faire les pansements tous les quatre ou cinq jours, avec de l'essence de térébenthine, et d'éviter de mettre l'animal en contact avec un sol humide.

Pendant près d'un mois, M. Lefebvre continue les pansements , et cependant ne guérit point la plaie ; c'est pourquoi, de nouveau, il m'envoie guérir : j'apprends que le cheval a été mis dans une prairie située au voisinage d'une rivière; aussi, je trouve que la plaie de son pied est blafarde, donne beaucoup de pus, et que la corne, qui la circonscrit, est blanchâtre, molle, humide et de mauvaise nature ; je l'excise jusqu'à ce que je rencontre le tissu sécréteur, et j'applique sur la plaie des plumasseaux imbibés de mon liquide caustique : je fais rester le cheval à l'écurie ; pendant un mois, je continue de le traiter à ma manière ordinaire, et voyant qu'il ne reste plus qu'une petite plaie ayant le diamètre d'une pièce de 25 centimes, de nouveau j'abandonne au propriétaire la suite du traitement, attendu la distance qu'il me faut parcourir, pour donner mes soins à son cheval, dont la guérison, du reste, paraît sûre et prochaine.

Vers le mois de mars, M. Lefebvre me demande derechef, son sujet n'est point guéri, ses pansements ont été négligés, et on l'a mis tout l'hiver aux travaux de culture dans la vallée; sa plaie, loin d'être cicatrisée, a repris de l'extension, elle est redevenue blafarde, son diamètre égale et surpasse même celui d'une pièce de cinq francs; à travers la corne de nouvelle formation suinte un liquide séreux, je prodigue au sujet mes soins pendant un mois, sa plaie se guérit totalement : je le quitte alors qu'elle est recouverte partout de corne ; le propriétaire de nouveau, sans attendre que cette corne ait acquis une certaine épaisseur et une bonne consistance, soumet encore son cheval au travail dans l'humidité, plus lui fait traverser un gué tous les jours, et, vers le mois de juillet 1840, me réclame pour une troisième fois.

Je vois que la peau à la couronne et dans le paturon est affectée *d'eaux*, que la plaie du crapaud a reparu plus grande que jamais, qu'elle est pâle, que la corne qui existe à sa circonférence est de mauvaise nature ; fatigué d'un pareil résultat, je reprends le cheval chez moi ; pendant six semaines, je le traite par ma méthode, et voyant que la guérison ne paraît pas prochaine, j'abandonne sa cure. M. Lefebvre le reprend, le vend, et ce cheval finit par guérir chez son dernier propriétaire, qui a toujours pansé sa plaie avec de l'essence.

Quoique ce fait soit un insuccès, je n'ai pas négligé de le bien rapporter, parce qu'il prouve que le vétérinaire, dans le cas de crapaud, a tort de confier son traitement à des mains étrangères ; qu'il doit le continuer jusqu'à ce que la corne ait bien repoussé partout où existait le crapaud ; car il est évident que cet insuccès doit être attribué, tant au séjour constant du sujet dans l'humidité, qu'à la négligence et au peu de connaissance du propriétaire.

3e *Observation*. Le 12 février 1840, M. Lemoule, marchand de fer à Evreux, me demande une consultation, relativement à un cheval entier, âgé de 13 ou 14 ans, sous poil bai brun, d'un tempérament sanguin, lymphatique, lequel est affecté du crapaud dans les deux pieds postérieurs, datant d'au moins six années ; et malgré cette ancienneté de la maladie, le cheval a toujours continué son service de limonier et perdu peu d'embonpoint.

Etat du sujet.

Le cheval est en assez bon état de santé, seulement

il a peu de vigueur ; chacun de ses pieds de derrière offre une augmentation de volume de la fourchette, un ramollissement de ses fibres qui sont divisées en faisceaux, surtout dans les lacunes, une désunion des barres d'avec le tissu podophylleux ; la paroi vers les talons se trouve également décollée, la sole est épaisse, molle, et offre de nombreuses divisions, sortes de fentes ou crevasses; une matière grisâtre, très-fétide, humecte toutes ces portions de corne altérées, les extrémités des membres sont parfaitement saines.

M. Lemoule veut bien me confier le traitement de ce cheval, pourvu qu'il soit de courte durée, parce que la valeur du sujet est à peine de 100 francs ; pour remplir ces conditions, je procède le 13 à l'opération des deux pieds.

J'extirpe dans chaque les portions de paroi décollées, les barres, la sole et la fourchette, puis le coussinet plantaire que je trouve induré, je rugine la surface du 3e phalangien qui participe à l'état squirrheux; j'applique des fers à charnière, fais les pansements avec l'alcohol réduit et de la filasse.

Le 14, une fièvre de réaction très-forte se manifeste, le cheval reste constamment couché, se plaint ; je pratique une large saignée, et fais envelopper les pieds opérés avec des cataplasmes émollients.

Le 15, la fièvre est plus violente ; je renouvelle la saignée, les douleurs continuent, le cheval reste constamment couché et meurt dans la nuit.

A l'autopsie, je ne trouve de lésions dans aucun organe, la face interne des cavités du cœur seul présente des ecchymoses assez étendues; je fais enlever les pieds que j'étudie, tant sur leur surface opérée que sur leur coupe verticale, et n'y rencontre plus aucun caractère anormal, toutes les parties altérées ayant été enlevées par l'opération.

Ce fait démontre que dans le traitement de la podoparenchydermite, quand elle affecte plusieurs pieds, il faut n'en opérer qu'un d'abord, et attendre, pour passer à un second, que la fièvre de réaction soit entièrement passée.

4e *Observation*. M. Dupas, cultivateur à Sacquenville (Eure), a chez lui un cheval entier, âgé de cinq ans, sous poil blanc, et ayant, depuis trois ans qu'il est en sa possession, une podoparenchydermite chronique dans chacun de ses pieds de derrière.

Etat du sujet.

Ce cheval est maigre, quoique d'un bon appétit ; il est exempt de gale, eaux aux jambes et de tout autre maladie, ses extrémités sont mêmes très-saines et sèches; les deux sabots de ses pieds de derrière sont larges vers les talons, résonnent fort à la percussion; ils sont rugueux et cerclés à leur surface : dans la marche, le droit se meut indépendamment des autres parties du pied; ce dernier offre, sur la face plantaire, une fourchette très-volumineuse, filandreuse à sa surface, divisée dans ses lacunes en pédoncules gros et longs comme le petit doigt environ; les barres sont décollées et également divisées en faisceaux gros et longs; la sole est épaisse, difforme, molle, et présente un grand nombre de crevasses allant jusqu'aux tissus vivants; la paroi est décollée d'avec le tissu podophylleux; dans toute son étendue, on la fait jouer très-facilement avec la main, et, par une légère traction, on pourrait l'arracher, attendu qu'elle ne tient plus que vers le bourrelet : l'on voit au-dessous d'elle, et à toute la circonférence plantaire, les feuillets du tissu podophylleux avec un volume considérable, blancs, épais, résistant sous l'instrument tranchant. Toutes ces parties sont baignées par une matière d'un blanc sale et d'une odeur infecte.

Dans le pied gauche, les mêmes altérations se rencontrent, seulement le décollement de la paroi n'est pas général, il s'étend jusqu'au milieu des quartiers. Malgré ces altérations, le malheureux cheval ne boite pas, seulement sa marche est rapide, il sue facilement, s'arrête dans le chemin s'il est attelé à la voiture, et se couche dans le sillon de terre s'il est à la charrue. M. Dupas, ne sachant plus qu'en faire, me l'abandonne et se charge de sa nourriture.

Traitement.

Le 14 juillet 1840, je fais parer les pieds jusqu'à la rosée, j'excise toute la corne et les faisceaux fibreux faciles à couper, j'applique provisoirement des fers à charnières, je fais envelopper les pieds avec des cataplasmes émollients, passe des sétons aux fesses, et le 16 je procède à l'opération de l'un des pieds : je choisis le droit, qui est le plus affecté.

Le cheval étant abattu, et fixé convenablement pour l'opération, je fais tomber successivement toute la paroi jusqu'à la pince, que je me réserve, bien qu'altérée, et pour tenir le fer ; j'extirpe tout le tissu podophylleux, dont les lames ont plusieurs lignes de largeur, une épaisseur notable, sont résistantes sous l'instrument tranchant, et ne donnent que très-peu de sang ; je vais ainsi jusqu'à la surface de l'os du pied, qui, étant altéré dans certains points, est soumis à l'action de la rugine ; le bourrelet, dans sa partie correspondant aux quartiers et aux talons, étant induré, est enlevé, ainsi que le tissu cellulo-veineux sous-jacent, jusqu'à la surface des fibro-cartilages, que j'excise aussi dans leur tiers postérieur ; j'extirpe les barres et la fourchette, dont le tissu graisseux offre une induration squirrheuse, blanchâtre, à fibres intriquées et rayonnantes: ces faisceaux de fibres ne se continuent nullement avec ceux formés par la corne divisée, qui se terminent au podoparenchyderme également induré ; toutes ces parties ne fournissent que peu de sang : la surface du tendon est difficile à reconnaître, l'état squirrheux des tissus va jusqu'à elle; aussi je l'excise peu, la reconnaissant à la direction parallèle de ses fibres : j'extirpe toute la corne de la sole, les tissus sous-jacents, le tissu réticulaire qui offre plusieurs ossifications, soudées à la table de la surface plantaire du troisième phalangien ; avec la rugine je nivelle ces productions, et porte l'action de mon instrument jusque dans l'épaisseur de l'os.

Cette opération complexe terminée, j'applique le fer que je tiens avec deux clous en pince, et je fixe les éponges par deux bouts de ligature, que je fais rencontrer autour du paturon.

Pour le pansement, je recouvre toute la surface de la plaie avec des plumasseaux imbibés d'eau-de-vie ; continue avec de la filasse sèche, puis applique ma plaque et mes bandes, ayant soin d'établir une forte compression. Le pansement terminé, le cheval relevé est conduit à l'écurie et mis à la diète.

PAGE 76
Collée

gétations squirrheuses ; d'appliquer, dans les cavités qui en résultent, des boulettes imbibées du liquide caustique ; d'employer, pour le reste des plaies, l'essence de térébenthine.

Ces appareils sont renouvelés tous les quatre ou cinq jours, et pour y procéder, chaque fois je tiens le cheval abattu et fixé.

C'est vers les premiers jours d'octobre que le pied gauche se trouve radicalement guéri, qu'une corne forte et bonne a repoussé partout, et que je cesse d'y appliquer un pansement.

A cette époque, la plaie du pied droit est belle, une corne de cicatrice recouvre toute la surface podophylleuse, est épaisse et forte ; par place, la paroi a descendu du bourrelet ; je trouve moyen d'appliquer un fer : le cheval qui, jusque-là, avait resté très-souvent couché, sentant moins de douleur dans l'appui du membre, se tient plus long-temps debout, l'appétit lui revient, et il commence à reprendre de l'embonpoint, car, pendant le traitement, il était devenu dans un état de maigreur pitoyable.

Pour le pied droit, qui n'offre plus de plaie que sur sa face plantaire, je continue de le panser tous les quatre ou cinq jours, jusqu'à la fin de décembre, époque à laquelle il est guéri radicalement, et offre partout une bonne corne : sa paroi descendante est arrivée à la circonférence plantaire; les deux sabots de derrière sont plus beaux et plus solides que jamais : dans le droit, l'épaisseur de la corne en pince produit un resserrement de l'os du pied, qui devient la cause d'une légère claudication, seule trace restante de la terrible affection dont ce cheval avait été victime, qui maintenant est en bon état et a repris son service dans la ferme, qu'il ne va pas continuer long-temps, car dans la fin de janvier, une pierre, prise dans le fer de son pied droit, fait une entamure profonde, pour laquelle je suis appelé de nouveau.

Une opération de clou de rue pénétrant devient nécessaire, je la pratique; le cheval reste encore deux mois en traitement, et guérit bien ; il reprend ses travaux, les continue pendant quelque temps, environ jusqu'au mois d'avril, époque à laquelle le même pied reçoit une piqûre de maréchal, qui a pour résultat la carie, d'un tiers environ, de l'os du pied, et remet ce malheureux cheval sur la litière, pour jusqu'au mois de juillet dernier.

Dans cette observation, l'on voit que le crapaud le plus invétéré, et qui nécessite l'ablation de tout le sabot, ne demande pas plus de six mois pour sa guérison complète : c'est beaucoup, et cependant c'est le temps que demanderait tout autre blessure du pied qui nécessi-

PAGE 91

Collée

2e *Fait*. M. Brionne, cultivateur à Beaufortier, hameau de Troncq (Eure), présente à M. Lebert, en avril 1840, un poulain, de l'âge de deux ans, qui, depuis six mois environ, est affecté du crapaud dans le pied postérieur droit, et a un peu de poil piqué dans le paturon.

La fourchette et les barres sont ramollies, divisées en faisceaux de différentes grosseurs, et humectées par une matière blanchâtre et infecte : M. Lebert extirpe toutes ces parties et le coussinet graisseux ; pendant deux mois et demi environ, il se sert pour les pansements de la compression et de l'égyptiac : quand je lui enseigne mon procédé, il en fait usage comme dans le cas précédent ; et quoique ne faisant pas les pansements régulièrement tous les quatre ou cinq jours, le cheval est guéri radicalement, après un mois de mon traitement.

DU

PIÉTIN,

OU

PODOPARENCHYDERMITE

DU MOUTON.

DEUXIÈME PARTIE.

DU

PIÉTIN,

OU

PODOPARENCHYDERMITE DU MOUTON.

CONSIDÉRATIONS ANATOMICO-PHYSIOLOGIQUES SUR LE PIED DU MOUTON.

Pour arriver à la connaissance précise du piétin, il est important de bien comprendre l'organisation du pied du mouton.

Chez cet animal, le pied est divisé en deux onglons, et chaque onglon offre une boîte cornée, contenant des tissus vivants.

Chaque sabot, par la macération, se divise en trois

parties : le périople, la paroi et la sole, ou portion plantaire ; la paroi ne diffère de celle du cheval que par sa conformation et son épaisseur ; du reste, elle lui est identique, dans sa composition : ainsi, en l'examinant, on y remarque deux plans, l'un superficiel, de couleur variée, composé de fibres obliques de haut en bas et d'arrière en avant, unies intimement par du suc corné ; l'autre profond, formé par une matière homogène disposée en lamelles ayant la direction de fibres de la paroi; c'est le tissu kéraphylleux qui, constamment, est blanc ; la sole offre des petites fibres sans cohésion, pulvérulentes et unies au moyen du suc corné: une disposition importante de la paroi, c'est le peu d'épaisseur et de couverture qu'elle présente dans sa partie correspondant à l'espace interdigité, comparativement à celles de tout son côté externe.

Le périople ne diffère de celui du cheval que par sa forme, car il lui est identique dans sa composition et ses propriétés; chez le mouton, la forme est ovoïde.

Les tissus vivants, qui entrent dans la composition de l'onglon, sont : 1° le dernier phalangien et le petit sésamoïde ; 2° des ligaments articulaires et l'interdigité ; 3° des tendons ; 4° un coussinet graisseux ; 5° un tissu réticulaire ; 6° un appareil sécréteur, podoparenchyderme ; 7° des vaisseaux et des nerfs, et du tissu cellulaire.

Le coussinet graisseux est un corps mollasse, présentant un tissu aréolaire, dans les intervalles duquel se trouvent logés les pelotons graisseux; il est situé à la partie inférieure et postérieure de l'onglon : c'est le même coussinet plantaire que chez le cheval, la seule différence qu'il présente se trouve dans sa forme.

Du tissu réticulaire et du podoparenchyderme.

Ces deux tissus, comme chez le cheval, ne sont autres que le derme et le parenchyderme, corps muqueux qui, en arrivant au sabot, s'engagent dessous, pour envelopper le pied à la manière d'un bas, et se modifiant seulement dans leurs formes, en raison de la multiplicité de leurs fonctions dans cette région : c'est surtout sur le mouton qu'il est facile de voir que c'est la peau qui se continue sous la corne, pour former ces organes.

Du tissu réticulaire.

Ce tissu est, ainsi que je l'ai dit, le derme modifié ; c'est un réseau cellulo-vasculaire, dont la face superficielle se fond avec le podoparenchyderme, et qui, par sa face profonde, repose sur l'os du pied, le coussinet graisseux et sur les ligaments et tendons de cette région ; il n'offre de différence d'avec celui du cheval que dans son volume ; toutes choses égales d'ailleurs, il forme une couche plus épaisse chez le mouton.

Du podoparenchyderme.

L'appareil sécréteur du pied, que j'appelle podoparenchyderme, n'est autre que le corps muqueux de la peau qui, arrivant au pied, devient vrai protée, ainsi sur le mouton comme sur le cheval et tous les animaux à sabot ; on le voit au bourrelet former des villosités qui constituent les organes sécréteurs des fibres cornées, puis subitement abandonner cette forme villeuse, pour se disposer en lamelles obliques de haut en bas et d'arrière en avant, former par cet arrangement le tissu podophylleux, puis encore quitter cette forme en arrivant à la circonférence plantaire, pour donner de nouveau naissance à des villosités analogues à celles du bourrelet. Le podoparenchyderme du mouton, comme celui du cheval, est un organe membrano-parenchymateux sécréteur, et, comme dans les glandes, on ne peut distinguer la trace de son organisation au point où se fait la sécrétion. Quand le sabot est coloré, on y aperçoit la couche de matière colorante noire; l'on voit alors que, du corps muqueux, elle s'étend au bourrelet, qu'elle disparaît à la partie podophylleuse, pour renaître dans toute la portion veloutée du podoparenchyderme, et se continuer dans le corps muqueux de la peau.

Dans la figure de la planche 4, en l'examinant de ses couches superficielles aux plus profondes, on voit : 1° l'enveloppe cornée ; 2° les villosités du bourrelet de la face plantaire, qui naissent du podoparenchyderme, que représente la partie de lumière qui contourne le pied ; 3° le tissu réticulaire ressort dans la couche ombrée, qui forme le troisième plan; 4° enfin le coussinet graisseux se distingue à la partie postérieure de l'os du pied.

Fonctions du podoparenchyderme.

Chez le mouton comme chez le cheval, le podoparenchyderme sécrète deux produits : la fibre ou poil, et le suc corné. Les fibres cornées sont fournies par toutes les villosités, et ce, à la manière des poils ; le liquide concret, qui constitue le suc corné, est sécrété ou exhalé par la surface unie de la membrane, et a pour usage d'unir intimement les filaments; ainsi, au bourrelet, le podoparenchyderme produit le périople ou épiderme, par exudation, les fibres de la paroi, par sécrétion de ses villosités, et le suc corné qui les unit, par exhalaison de sa surface; dans la partie podophylleuse, il ne fournit qu'une exudation de suc corné qui s'unit à la face profonde de la paroi, et descend avec elle ; à la face plantaire, il reprend ses deux fonctions, et produit, par ses villosités, des petits filaments, qu'unit le liquide concret qu'exhale sa surface.

Ces diverses sécrétions sont susceptibles de varier, dans certaines circonstances, et les produits qu'elles donnent sont de différentes sortes, ainsi que le piétin va nous le démontrer.

DE LA

PODOPARENCHYDERMITE

DU MOUTON.

Définition.

Je désigne, par le nom de podoparenchydermite[1] du mouton, l'inflammation soit aiguë ou chronique, partielle ou générale de l'appareil sécréteur du pied du mouton (podoparenchyderme).

SYNONYMIE.

Cette affection est généralement connue sous le nom de *piétin,* nom qu'on dit lui avoir été donné à cause de son siége, ou encore de l'action de piétiner qu'elle occasionne chez les animaux qui en sont atteints ; on sent ce qu'une pareille dénomination a de vicieux pour la science, ainsi que toutes celles de même genre qu'on lui a données, tels que *mal de pied, fourchet, limace,*

[1] De παρέγκυμα, δέρμα, ποδός, podoparenchyderme, et ιτος, inflammation.

pourriture des pieds, cocotte, piétain, maladie *aphtongulaire,* etc.

Cette maladie a été confondue avec le fourchet et l'aphtongulaire, aussi est-il essentiel de bien établir les principaux caractères qui servent à les distinguer.

Le Fourchet consiste dans l'inflammation du cul de sa cutané, qui se trouve entre les phalanges, à leur partie antérieure, et avant la bifurcation des pieds.

La maladie aphtongulaire consiste dans la formation de vésicules ou ampoules, à la peau de la couronne, entre les deux onglons; cette ampoule a ses parois formées par le corps muqueux de la peau et l'épiderme, son liquide est séreux, la corne ne présente elle-même aucune altération; il y a toujours un peu de fièvre de réaction et des aphtes dans d'autres parties du corps: c'est cette maladie que l'on connaît vulgairement sous le nom de *cocotte.*

Le Piétin, ainsi que nous le verrons, a son siége sous la portion de paroi correspondant à l'espace interdigité, s'accompagne d'une sécrétion purulente qui altère la corne, et produit le décollement d'une partie plus ou moins étendue de l'ongle.

Cette maladie peut régner sous trois états: sporadique, enzootique et épizootique; nous verrons même que, de plus, quelques auteurs la considèrent comme contagieuse.

Sporadique. Le piétin ou podoparenchydermite est une maladie très-légère, susceptible d'une prompte et facile guérison, n'affectant que quelques moutons d'un troupeau ; quand elle apparaît, le berger en est presque aussitôt débarrassé qu'il s'en est aperçu.

Enzootique. Cette maladie se déclare en peu de temps sur la majeure partie d'un troupeau; elle est grave et quelquefois rebelle à la guérison ; indépendamment des influences générales qui peuvent la produire, elle reconnaît souvent pour causes la localité ou les mauvais soins d'un berger. Ainsi on l'observe sous cet état dans les vallées ou dans les parties basses des plaines dont le sol est très-argileux.

Epizootique. Cette affection tient à des causes générales, tels que les saisons très-pluvieuses ou un hiver trop long et trop rigoureux qui force de tenir les moutons enfermés dans les bergeries ; enfin quelquefois à des circonstances qu'on ne saurait prévoir, ni saisir ; car il faut bien l'admettre, les épizooties ont quelques causes qu'il ne nous est pas permis d'entrevoir, à en juger par certains phénomènes qu'elles présentent dans leurs cours, et pour l'explication desquels la contagion même ne peut suffire. Qui pourrait affirmer pourquoi le choléra a ravagé certaines villes, et n'a pas même pénétré dans d'autres toutes voisines d'elles? qui pourrait expliquer son extension et sa disparition subites dans Paris?

de même aussi, quel auteur peut expliquer toutes les bizarreries de la marche du typhus contagieux des bêtes à corne, et celles de la maladie aphteuse que l'on a désignée sous le nom de cocotte ? quels que soient les subtilités, les rôles que l'on fait jouer à la contagion, l'esprit souvent reste en défaut devant les particularités de ces maladies, et la science échoue.

Le piétin aussi, quand il est épizootique, offre de l'irrégularité dans sa marche; on voit telle localité s'en débarrasser facilement, telle autre où il s'enracine, quels que soient les efforts que l'on fasse pour le détruire; aussi cette maladie, sous cet état, est-elle très-rebelle à la guérison, et très-onéreuse pour les propriétaires.

HISTOIRE.

Le piétin, dit-on, était peu connu et rare en France, avant l'introduction des mérinos ; il paraîtrait que cette race de moutons arriva d'Espagne avec cette maladie, et que, depuis, le mal de pied est devenu très-fréquent; cette circonstance historique, les contagionistes l'ont exploitée à leur profit : nous verrons, à l'article de la contagion, la valeur de cette raison.

Long-temps cette maladie resta peu connue et mal décrite; mais depuis une vingtaine d'années, les monographies, l'ayant pour sujet, se sont multipliées à l'infini.

ÉTIOLOGIE.

Les causes que l'on admet, comme pouvant déterminer le piétin, sont au nombre de quatre : la sécheresse, l'humidité, le séjour des moutons sur un fumier ancien, et la contagion ; indépendamment de ces causes, on pourrait admettre une prédisposition organique.

On sait que les onglons, chez le mouton, sont pourvus, à leur côté interne, d'une corne très-mince, et qui paraît même interrompue à son milieu ; or, de cette disposition, il résulte que les tissus vivants sous-jacents ne sont que peu protégés contre les corps extérieurs, et que le contact de ceux-ci produit une perversion de leurs fonctions. C'est cette disposition qui est la cause pour laquelle le mouton est des animaux bisulques le seul qui contracte cette maladie.

L'on admet que la *sécheresse* prolongée détermine le piétin, tant par suite de l'astriction de la corne, que par l'action des graviers entre les deux onglons ; cette cause, si elle est réelle, n'agit, il faut en convenir, que sur très-peu d'animaux, car le piétin est rare dans les étés où la sécheresse est très-prolongée; même souvent l'on compte sur elle, pour débarrasser les troupeaux de cette maladie : il est de fait que l'été est le moment le plus propice pour son traitement.

L'humidité. Cette cause du piétin n'est pas celle dont l'effet est le moindre; qu'elle agisse en hiver, en été, dans les vallées, ou dans les plaines, toujours elle produit un ramollissement de la corne, puis l'irritation des tissus sous-jacents : cependant, seule, son action est moins grande que lorsqu'elle s'adjoint celle de la chaleur ou des fumiers ; ainsi, dans les étés pluvieux, l'on voit le piétin régner quelquefois plus qu'en hiver, ou en automne, et ce, parce que la chaleur aide l'action macérante et putréfiante de l'humidité. Les terrains argileux ou glaiseux, qui retiennent l'eau à leur surface, sont une cause d'extension du piétin qui explique pourquoi cette maladie règne sur les troupeaux d'une plaine, tandis que, quelquefois, on l'observe à peine sur ceux de la vallée correspondante ; c'est ce qui arrive, si un plateau est argileux, et si le vallon qui le termine est sablonneux.

Le séjour trop prolongé des fumiers, dans les bergeries, est une cause fréquente du piétin ; c'est une bien vicieuse habitude, que celle qu'ont beaucoup de fermiers, de laisser accumuler le fumier, pendant des trois ou quatre mois, dans leurs bergeries: 1° parce qu'il n'en devient que plus mauvais, attendu que sa putréfaction va au-delà de ce qu'elle devait aller, et qu'au lieu de former un bon engrais, il ne donne plus qu'un résidu peu capable de nourrir la terre; 2° parce que le troupeau en souffre, sous beaucoup de rapports: l'air qu'il respire est rendu délétère, par les gaz et miasmes qui se dégagent du fumier, pendant la fermentation; des miasmes également se trouvent déposés sur leurs aliments, d'où résulte, peu à peu, que leur tempérament éprouve des modifications, qui ont pour résultat des maladies graves et souvent incurables.

Indépendamment de ces effets généraux du fumier, il a une action locale sur la corne, il en produit le ramollissement et la putréfaction, par suite, le piétin, en raison de l'urine, de l'ammoniaque qu'il contient, et de la chaleur que développe sa décomposition putride.

C'est de l'accumulation des fumiers, dans les bergeries, et du séjour prolongé des animaux, dessus, que découle la fréquence du piétin, dans les hivers humides et longs, qui forcent à tenir les moutons enfermés; et c'est aussi le motif pour lequel on ne peut débarrasser de cette maladie le troupeau qui en est affecté; quelques animaux guérissent, mais le mal sévit ou revient sur d'autres, car la cause existe toujours.

Contagion. Le piétin est-il contagieux?

Hippocrate dit oui et Galien dit non.

Les vétérinaires, qui admettent la contagion, fondent leur opinion: 1° sur l'extension du piétin en

France, depuis l'introduction des mérinos ; mais cette extension ne pourrait-elle pas être attribuée à une plus grande prédisposition, dans les produits résultant du croisement de nos races de moutons avec les mérinos ? 2° cette opinion repose aussi sur les résultats d'inoculation de la matière du piétin, ayant déterminé cette maladie sur des moutons sains, et obtenus par Favre, Vilham et Gohier : ces résultats sont-ils une preuve indéniable de la contagion ? Ne pourrait-on pas admettre que, dans ces expériences, la maladie a été la conséquence de l'opération même, et de l'action de cette matière purulente introduite dans les tissus vivants ? 3° enfin les contagionistes basent encore leur opinion sur des faits, c'est la meilleure preuve ; mais les faits cités sont peu nombreux, en raison de la fréquence de cette maladie, et, de plus, ils ne sont pas rapportés avec cette exactitude si nécessaire dans cette circonstance.

Avec beaucoup de vétérinaires, je crois, jusqu'ici, que le piétin n'est point contagieux; j'ai beaucoup vu cette maladie, depuis quelques années, et régnant à l'état épizootique; je n'ai, à part moi, pas remarqué le moindre fait de contagion. J'ai, dans mon voisinage, deux anciens praticiens: l'un, M. Lonfroy, ne l'a jamais observée; l'autre, qui est M. Carville, vétérinaire du département, est contagioniste, d'après le fait suivant, et quelques autres moins évidents : Un troupeau de moutons, affecté du piétin, fut vendu à Damville (Eure); plusieurs propriétaires des environs achetèrent de ces moutons, les mirent avec les leurs, qui ne tardèrent point à contracter la maladie, pour laquelle M. Carville fut appelé.

Ce fait eût été d'une haute importance, si toutes les circonstances eussent été notées scrupuleusement; ce qui ne fut pas, et de plus, le vétérinaire qui l'a recueilli, n'en a point rencontré un second plus palpable, dans sa longue pratique : ce qui, je crois, milite peu en faveur de la contagion.

DIAGNOSTIC.

Le piétin peut affecter un seul onglon ; mais, le plus souvent, il sévit sur plusieurs, soit au même pied, à deux, ou trois, même, quelquefois, il se déclare aux quatre pieds et à tous les onglons ; quel que soit celui qu'il affecte, sa marche est toujours la même, ainsi que les symptômes qui le caractérisent.

Cette affection débute par une claudication du membre, dont elle fait élection; il y a chaleur et douleur d'un des onglons, et des deux, si elle doit se déclarer dans chaque ; quelquefois, avant cette claudication, si l'on soumet les pieds des moutons à un examen, on voit que, sur quelques uns, l'ongle est décollé, par son bord supérieur et interne, d'avec le podoparenchyderme sous-jacent, sans que ce tissu soit sensiblement altéré ; il offre seulement un peu de rougeur et de sensibilité, sa surface est sèche, ou recouverte d'une légère couche de matière plastique.

Quelques jours après ces premiers symptômes, le podoparenchyderme sécrète une matière d'un blanc-grisâtre fétide qui s'accumule sous la corne, étend progressivement le décollement vers la sole et les talons; alors la claudication augmente, la douleur devient plus vive, quelquefois la sole se ramollit dans un point, et se trouve perforée par le pus, qui est éliminé par cette voie, ce qui soulage l'animal ; dans le cas contraire, la suppuration produit une altération des tissus sécréteurs, des ligaments et tendons, même la carie de l'os du pied; ou le décollement s'étend à tout le sabot qui tombe, et laisse à nu le podoparenchyderme qui est épaissi, blanc, comme fongueux ; une nouvelle corne pousse, mais elle est fendillée, crevassée et humectée de la matière infecte ; non-seulement le sabot peut tomber, mais aussi la troisième phalange, par suite de la carie de ses ligaments articulaires, ou une arthrite se déclare et se termine par l'ankylose ; enfin l'affection, par contiguité de tissus, peut s'étendre au réservoir folliculaire et se compliquer de *fourchet*.

MARCHE ET DURÉE.

La marche de cette maladie est rapide, quand elle est à l'état aigu, que la suppuration est abondante et produit la carie des tissus; quand, au contraire, la suppuration est faible, ou que la matière trouve issue quelconque, les tissus vivants, au lieu de s'ulcérer, s'épaississent, et l'affection peut durer long-temps, même plusieurs mois.

Elle peut, ainsi que nous l'avons vu, n'affecter qu'un seul onglon, comme elle peut s'étendre à plusieurs, et, ce qui est assez bizarre, c'est que souvent ceux qui en sont atteints sont de pieds différents.

Quoique cette affection soit entièrement locale, elle s'accompagne quelquefois d'une fièvre de réaction plus ou moins forte : quand les deux pieds de devant sont très - malades, la bête marche sur les genoux ; si ce sont les deux de derrière, ou les quatre, elle reste couchée, ne veut pas manger ; la fièvre est très – intense, peut même déterminer la mort de l'animal : cette terminaison est rare, et n'est que la conséquence de la négligence du berger.

Indépendamment de ces accidents spéciaux, il en est d'autres généraux, qui découlent de l'extension de cette maladie sur un troupeau, et de sa longue durée : ainsi les moutons maigrissent, la laine reste courte, peu ondulée ; elle perd de sa finesse et de son nerf : les brebis avortent, ou, si elles vont jusqu'à terme, elles donnent des agneaux dont les uns meurent en naissant, ou peu de temps après, et les autres ne constituent jamais que mauvais moutons.

PRONOSTIC.

La podoparenchydermite du mouton est une maladie très-légère, quand elle n'attaque qu'un ou quelques animaux ; grave, quand elle règne sous forme enzootique ; enfin très-onéreuse, très-redoutable et difficile à guérir radicalement, quand elle est épizootique.

Altérations pathologiques.

En suivant la progression de la maladie, on voit 1° tout d'abord une rougeur, un gonflement du podoparenchyderme qui est très-saignant ; 2° une sécrétion purulente à la surface de ce tissu ; 3° son ulcération, ou ramollissement dans une étendue plus ou moins grande ; 4° la destruction du tissu réticulaire ; 5° la carie des ligaments et tendons, celle de l'os du pied ; 6° la chute de celui-ci ou son ankylose ; 7° en place d'ulcération de tous ces tissus, on rencontre souvent un épaississement du podoparenchyderme, qui est blanchâtre, consistant, peu sensible, et ne donnant qu'une faible quantité de sang quand on l'incise ; 8º à cet état d'induration participent le tissu réticulaire et le coussinet graisseux plantaire.

NATURE DU PIÉTIN.

Morel de Vindé prétend que cette maladie est due à la présence d'un animalcule qui se loge dans le pied du mouton, comme la chique américaine se loge sous l'ongle de l'homme. Cette opinion n'a point fait de partisans, attendu que, contrairement à son auteur, personne n'a jamais aperçu cet animalcule, qui, selon lui, joue un rôle si important dans cette maladie, et devient la cause de la vive inflammation des parties sous-cornées.

L'on admet en général que cette affection est un ulcère du pied; mais cet ulcère n'est pas constant, puis, en outre, l'on observe que ce n'est point, à proprement parler, une ulcération qui survient ; mais un ramollissement, une pourriture, ou destruction des chairs, par le pus qui n'a pas d'issue pour son élimination.

Dans mon opinion, le piétin est une inflammation du podoparenchyderme du mouton ; l'observation prouve que c'est ce tissu qui est le siége primitif et essentiel de l'affection : en effet, ne débute-t-elle pas par une rougeur, une tuméfaction de cet organe, qui alors se sépare d'avec le sabot ? ne voit-on pas ses fonctions perverties, au lieu de fournir du suc corné, donner une matière purulente, fétide, dont l'accumulation, sous la paroi, a pour résultat la macération, la destruction du corps sécréteur, et celle des parties sous-jacentes, auxquelles l'inflammation s'est étendue par voie de continuité et de contiguité de tissus? ne remarque-t-on pas encore que, lorsque le pus trouve un émoutoir, la maladie passe à l'état chronique, que sa sécrétion continue, et que le podoparenchyderme devient très-épais, fongueux, blanc, que l'état squirrheux s'étend en profondeur au tissu réticulaire, au coussinet plantaire, jusqu'à la surface de l'os du troisième phalangien et du tendon perforant? Rien n'est plus évident, je crois, que la nature de cette affection, ainsi que son analogie avec le crapaud sur le cheval, et Chabert, certes, touchait à la vérité, quand il disait que ces deux maladies présentaient entre elles beaucoup de rapport.

TRAITEMENT.

Le traitement du piétin peut être divisé en préservatif et curatif.

Traitement préservatif.

Il n'est pas de propriétaire, de fermier et de pasteur qui n'ait à lui un traitement infaillible, pour guérir ses moutons du piétin ; tous, à l'aide de procédés très-variés, arrivent à ce résultat, et cependant, aucun n'a dans sa tête, ou se refuse d'y faire entrer les moyens de les préserver de cette redoutable affection , ou de s'opposer à son retour, sur les moutons guéris ; ils préfèrent dépenser beaucoup d'argent pour des médicaments, perdre leur temps et les revenus que donne le troupeau , en attaquant le mal , quand il est déclaré, que de mettre en pratique le moyen simple, expéditif, économique qui le prévient. C'est que cet expédient attaque un des préjugés agricoles, et l'on sait avec quelle exactitude scrupuleuse les cultivateurs suivent aveuglement ceux-ci , se ruant contre les quelques bons esprits qui entrent dans la voie du progrès.

Ces derniers , eux, ont senti que l'opiniâtreté du piétin n'était pas dans la maladie, mais bien dans les causes qui la produisent; dès lors, ils les ont attaquées, s'en sont rendus maîtres: aussi, pour eux, le mal est devenu une affection légère et de peu de durée.

On sait qu'il est impossible de se garantir de l'humidité; mais ce que l'on peut exécuter, et qui n'est pas sans une grande influence contre le piétin , c'est de curer les bergeries beaucoup plus souvent qu'on n'a l'habitude de le faire ; nous avons vu que le développement de cette maladie, et son retour sur les animaux guéris, dépendent beaucoup de leur séjour prolongé sur un vieux fumier : aussi, devrait-on, en tout temps, l'enlever tous les quinze jours, au moins tous les mois; il n'en serait que meilleur, et les moutons se trouveraient préservés de bien des maladies, principalement de celle qui nous occupe.

Lorsqu'un vétérinaire donne ce conseil à un cultivateur, on ne manque pas de lui répondre que l'on ne peut le suivre, attendu la perte de temps qu'entraîne son exécution ; cette objection est fausse et enfantée par la négligence, car le temps que l'on passe à enlever le fumier des bergeries est en rapport avec la quantité qui s'y trouve accumulée, et celui qui nettoiera ses bergeries tous les quinze jours, y mettra six fois moins de temps qu'un autre qui ne fera cette opération que tous les trois mois.

Si je me suis ainsi étendu sur ce sujet, c'est parce que je sais qu'on ne peut trop combattre un préjugé qui a, en sa faveur, la paresse, la routine et l'ignorance.

Traitement curatif.

Le traitement curatif est hygiénique, chirurgical et thérapeutique.

Soins hygiéniques. Lorsqu'un cultivateur se dispose

à guérir son troupeau du piétin, pour obtenir un succès prompt et certain, il doit remplir les indications suivantes :

1° Enlever le fumier des bergeries, les balayer, puis y étendre une couche de paille fraîche ;

2° S'il possède assez de local, il fera bien d'en affecter un tiers aux bêtes saines, le deuxième aux malades et opérées, et le troisième à celles guéries [1] ;

3° Pendant le traitement, nettoyer et balayer, tous les deux ou trois jours, la bergerie des moutons malades et opérés, y étendre une couche de litière fraîche;

4° Pratiquer la même opération, seulement tous les huit ou dix jours, dans le local des animaux sains et de ceux guéris ; car bien que le pied ne présente plus alors nulle trace de la maladie, cependant il est prédisposé à la contracter de nouveau, vu le peu d'épaisseur et de consistance de la corne de cicatrice, qui s'altère plus facilement par l'action des liquides ;

5° Eviter de sortir les moutons si le temps n'est pas sec, parce que l'humidité, ramollissant la corne, la dispose à l'action putréfiante du fumier dans la bergerie.

[1] Par cette disposition, il évite la contagion, si contagion il y a.

Traitement chirurgical. Il existe encore aujourd'hui des bergers assez ignorants pour croire qu'il est inutile ou contraire d'opérer les pieds des moutons malades, et qui, pour cette raison, se contentent d'employer telle ou telle liqueur pour guérir. C'est une absurdité dont l'expérience démontre la gravité. Il est toujours indispensable, de prime abord, de donner issue à la matière accumulée sous la corne, et l'on n'y parvient qu'en pratiquant l'opération suivante :

1° On se munit d'un couteau bien repassé, d'un canif, bistouri, ou bien d'une feuille de sauge ;

2° On étend le mouton à opérer sur le dos, se mettant à genoux sur son ventre, et le serrant entre les jambes ;

3° On prend d'une main le pied malade, et avec l'autre, qui tient l'instrument, on excise toute la corne décollée par le pus, évitant de faire saigner autant que possible ; on peut également opérer étant debout, et appliquant le dos du sujet contre le ventre : mais, de cette manière, l'on est exposé à se faire blesser, si le mouton se débat, et l'on se ressent plus de fatigue dans les reins ;

4° L'opération terminée, il faut appliquer sur la plaie le médicament dont on a fait choix ; puis passer à un autre pied, s'il y en a plusieurs d'affectés. Des praticiens, indépendamment de l'usage du remède, enveloppent l'ongle avec un linge ; cette précaution a peu d'avantage, occasionne de la dépense, beaucoup d'embarras, et retarde l'opération ;

5º Dans le but d'accélérer celle-ci, il est bon que l'opérateur ait à sa disposition deux aides; dont un cherche parmi le troupeau les moutons malades, et ce en passant leurs pieds en revue ; l'autre prend ceux qui sont opérés, et les met dans la bergerie disposée pour les recevoir : si l'on n'a qu'un aide, alors le troupeau étant dehors, cet individu amène le mouton malade à l'opérateur, qui, dans ce cas, se place dans la bergerie où ces animaux doivent rester ;

6º Tous les jours les pieds des moutons opérés doivent être visités, tant pour enlever le crottin qui se loge entre les onglons, que dans le but de faire une nouvelle application du remède, s'il est nécessaire, et de reconnaître ceux qui sont guéris pour les sortir d'avec les autres.

Agents thérapeutiques.

Mille moyens thérapeutiques ont été conseillés, mis en usage, puis abandonnés pour d'autres, dans le traitement du piétin.

La réputation de chacun de ces remèdes n'est pas idéale ; un grand nombre d'entre eux l'ont justement acquise, étant placés entre les mains de personnes qui savaient s'en servir avec méthode et discernement, secondant leurs effets de la plupart des indications que je viens d'indiquer; tandis qu'ils devenaient inefficaces, quand ils étaient employés sans raisonnement, et sans précautions hygiéniques, préliminaires et secondaires : je ne saurais trop répéter que ce ne sont pas les remèdes que l'on emploie communément contre cette affection, qui échouent ; mais que c'est le défaut de soins, de propreté, qui paralyse leur action.

Cette maxime adoptée, le choix de l'agent thérapeutique est facile ; son effet curatif sera toujours certain, toutefois qu'il aura des propriétés dessicatives excitantes et légèrement caustiques.

Je ferai observer que les médicaments qui cautérisent vivement et profondément produisent une guérison qui n'est qu'apparente, qui tient à la formation d'une eschare ; aussi remarque-t-on que la maladie reparaît quand celle-ci est tombée.

Les agents les meilleurs sont ceux employés sous forme de pommades ou d'onguents, parce que la graisse s'oppose à l'action de l'humidité sur la plaie ; ceux qui sont visqueux jouissent également de cette propriété, et quand on fait usage de ceux qui sont pulvérulents, ou très-liquides, il est bon ensuite d'enduire les parties opérées avec un peu de graisse ou d'huile.

Les agents solides dont on se sert contre le piétin sont :

L'alun calciné,
Le sous-acétate de cuivre (vert-de-gris),
Le sulfate de cuivre (vitriol bleu),
Le deuto-chlorure de mercure (sublimé corrosif),
Le nitrate d'argent en baguette (pierre infernale),
Les sulfures d'arsenic (orpiment et réalgar),
L'égyptiac,
Le beurre d'antimoine, *etc.*

Parmi les liquides, on fait usage des acides :

Hydrochlorique (eau régale),
Nitrique (esprit de sel),
Sulfurique (huile de vitriol).

L'action de ces deux derniers étant par trop cautérisante, on leur ajoute un véhicule quelconque, et dans des proportions variables ; le plus souvent on se sert dans ce but de l'eau, de l'alcohol (esprit de vin), ou de l'essence de térébenthine ; enfin, grand nombre de cultivateurs se servent de préparations liquides, qui ont toutes pour base quelques uns des agents ci-dessus ; l'eau de rabel est d'un usage fréquent, et paraît excellente.

Contre le piétin, je me sers de ma liqueur caustique [1], et deux ou trois applications me suffisent pour obtenir une guérison radicale.

Un traitement publié depuis peu dans le *Journal d'agriculture pratique* [2], par M. Malingié, propriétaire de Loir-et-Cher, me paraissant très-rationnel, peu coûteux et très-facile à mettre en pratique, je m'empresse d'en donner la description.

M. Malingié a fait placer à la porte d'une de ses bergeries, et l'une devant l'autre, deux caisses en bois blanc, bien jointes, ayant chacune 1 mèt. de largeur, sur 1 mèt. 33 cent. de longueur et 16 cent. de profondeur, qu'il a fait remplir de chaux hydratée, puis il a eu soin de les border, de chaque côté, par une claie, dans le but de forcer les moutons à traverser les caisses, et de plonger leurs pieds dans la chaux; les premières fois qu'il leur fit exécuter cette manœuvre, il eut quelque difficulté qu'il surmonta facilement, avec un peu de patience, et cachant la chaux par une légère couche de paille: après quoi, les animaux, n'étant plus effrayés et

[1] Voir la page 46.

[2] N° de juin 1841, page 570.

s'habituant à cet exercice, l'effectuèrent sans crainte.

M. Malingié, par ce procédé, est parvenu, en quelques jours, à se débarrasser du piétin, existant sur 500 bêtes, ne pratiquant même l'opération que sur celles trop affectées, et ayant résisté à ce traitement, auquel du reste il les soumettait, après l'amputation de la corne altérée.

La chaux hydratée, qui n'est autre chose que la chaux éteinte à la manière des maçons, dans cette circonstance, doit être, en effet, d'une application heureuse, car elle jouit d'une action très-dessicative, et de plus elle forme un mastic qui soustrait le pied à l'humidité.

Cet expédient est très-précieux, et le cultivateur aura tout avantage à le mettre en pratique ; s'il ne veut faire usage des boîtes de M. Malingié, il pourra creuser le sol, devant la bergerie, remplir la cavité de chaux éteinte, et l'encadrer par de l'argile.

Quel que soit le moyen que l'on ait employé contre le piétin, les pieds, qui en avaient beaucoup souffert, offrent des cercles, ou des déformations des onglons.

FIN.

TABLE DES MATIÈRES.

DEUXIÈME PARTIE.

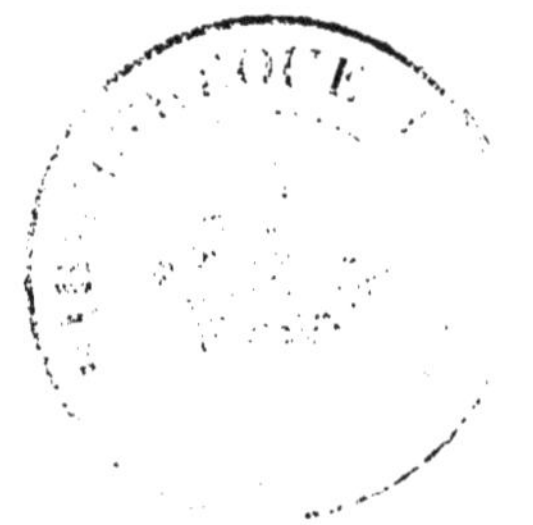

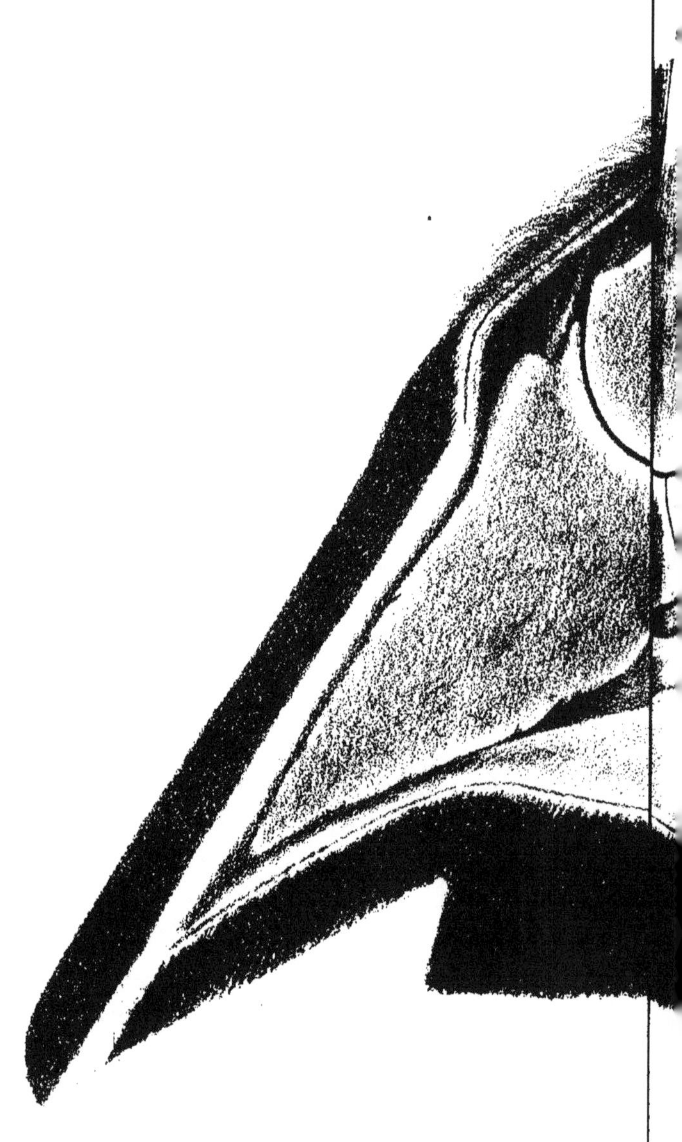

Chevalier Vétérinaire militaire del

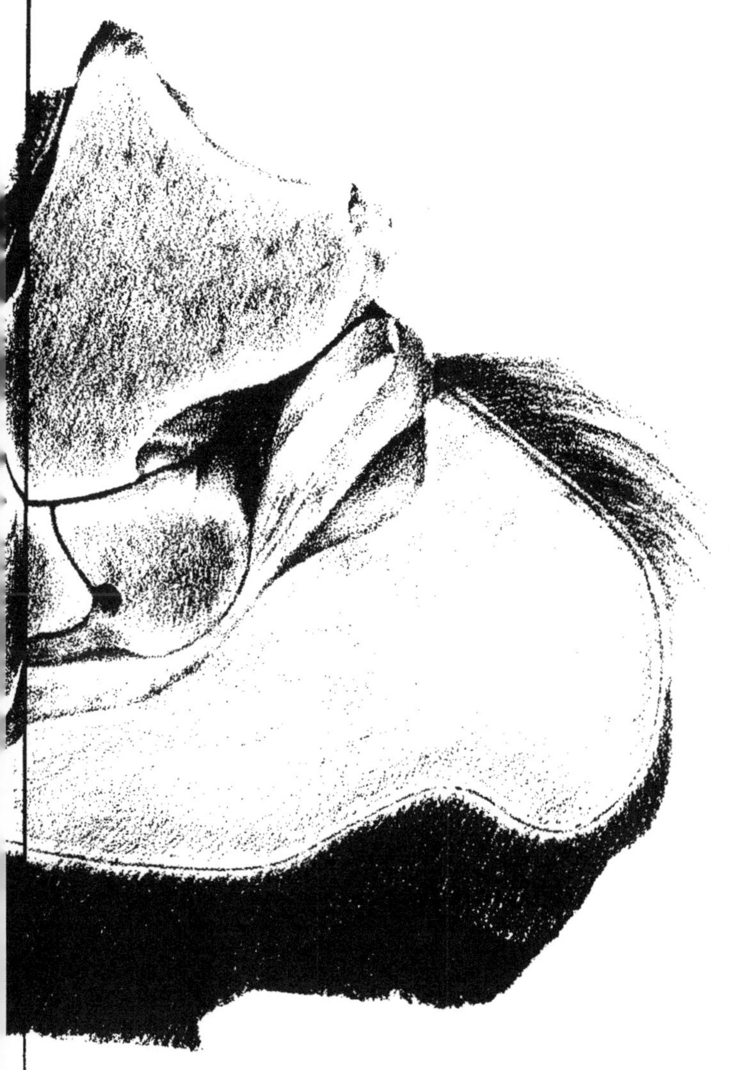

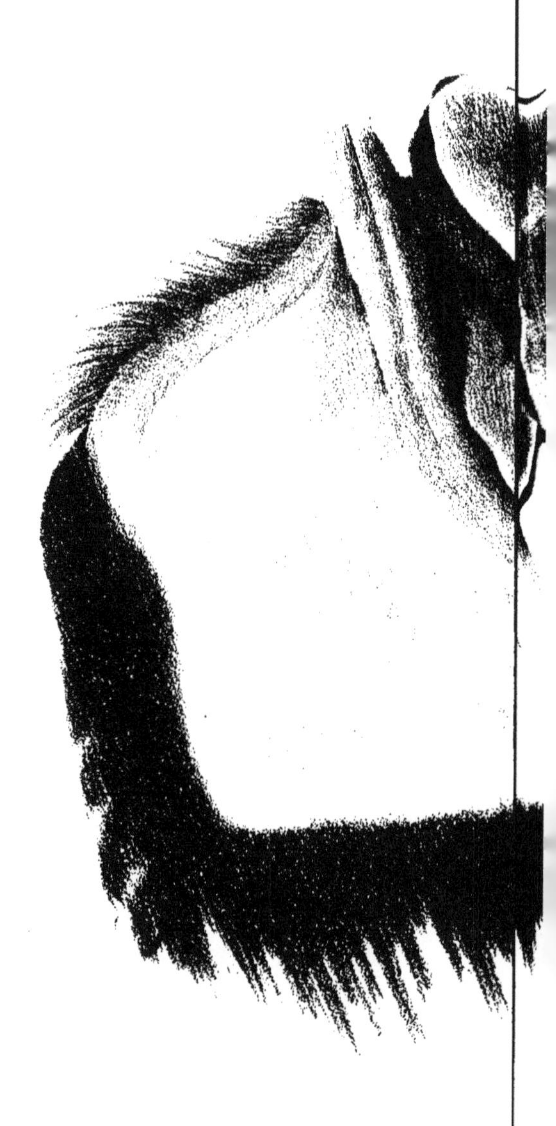

Chevalier Vétérinaire militaire del.

Pl 2me

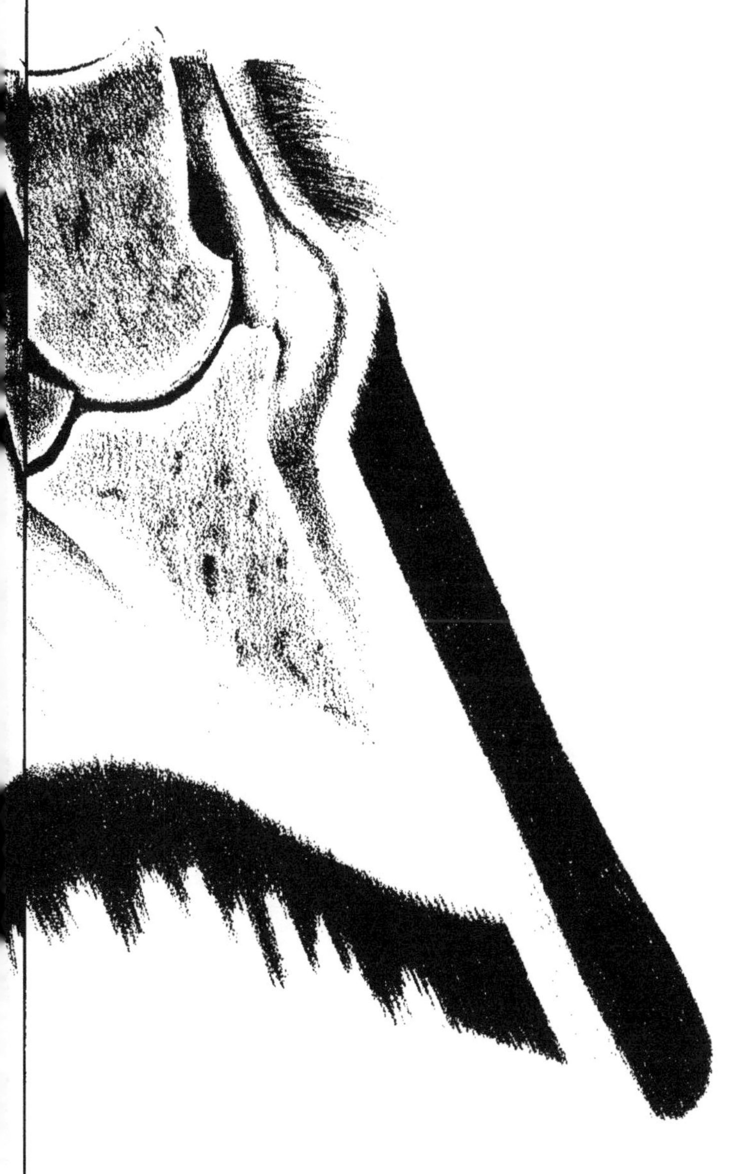

A Yard lith

Pl. 5

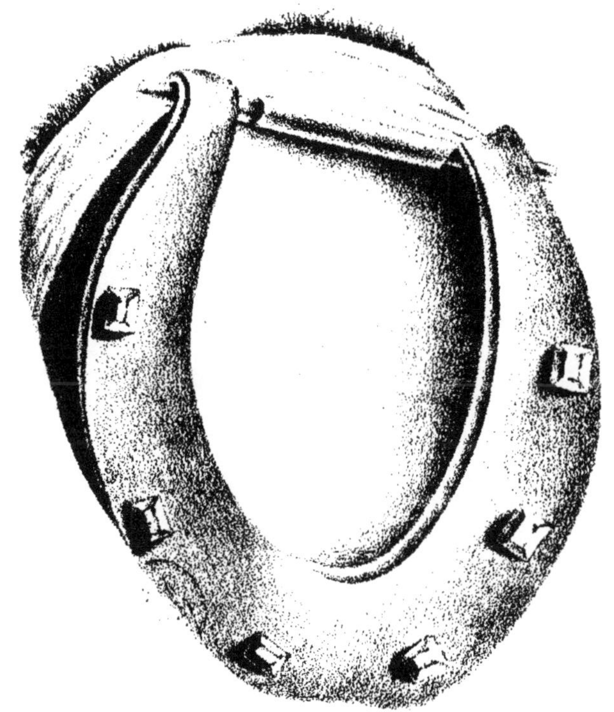

Chevalier Jekermaux Militaire del.

J. Yart lith.

Pl. 4me

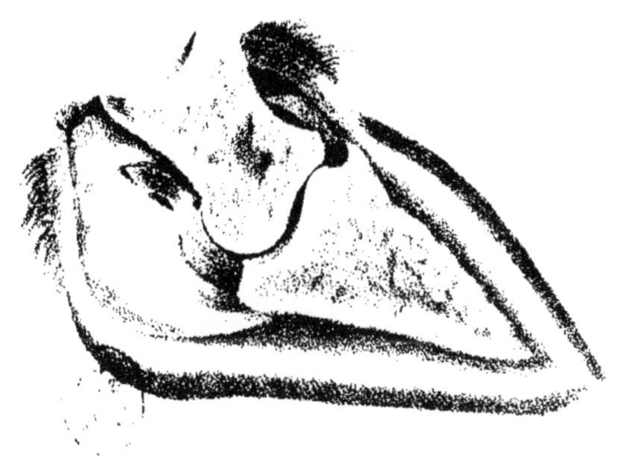

Chevalier Vétérinaire militaire del.　　　　A. Yart lith.

Lith. de [illegible] à Evreux.

www.ingramcontent.com/pod-product-compliance
Ingram Content Group UK Ltd.
Pitfield, Milton Keynes, MK11 3LW, UK
UKHW021051260726
13994UKWH00002B/513

9 782329 395951